腸内細菌博士が教える

免疫力を上げる食事術

藤田紘一郎

ワニブックス
|PLUS|新書

まえがき

２０１９年の年末に中国の武漢市で発生した新型コロナウイルスは、劇的なスピードで世界に広がり、私たちの生活を大きく変えました。

感染者数が日々報道されている状況に、今も不安を感じている人は多いでしょう。

ただ、当初はよくわかっていなかった新型コロナの実態が、少しずつ明らかになってきました。

そのなかでも今後、みなさんに注目していただきたいのは、

「新型コロナは、自然免疫が高ければ、重症化しない」

ということです。

日々、感染拡大の報道に触れていると底知れない恐ろしさを感じてしまうことがあるでしょう。しかし、自然免疫さえ高めておけば、もはやおびえる必要はない、ということがわかってきたのです。自然免疫とは、日々の努力で高めることのできる人体システ

ムです。

私たちの体には、病気を防ぎ、治すための「免疫」というシステムが備わっています。免疫の主役は、血液のなかの白血球です。

白血球とは、数種類もある免疫細胞の総称で、それぞれに役割を持って敵を倒していきます。その連携力はすばらしいもので、チームの力で病気の原因となるものを排除し、健康を増進していきます。

このチームは、大きく2つのグループで構成されています。それが「自然免疫」と「獲得免疫」です。

自然免疫は、常設の先発部隊です。生まれながらに体に備わったもので、植物や昆虫、環形動物のミミズなども持つ原始的なシステムです。

その自然免疫を担当する免疫細胞たちは、血液やリンパ液に運ばれながら体中をたえずパトロールし、「あやしい」と感知したものすべてを攻撃していきます。

新型コロナに関しては、感染者の約8割が無症状です。約8割もの人がウイルスに侵入されても、なんの症状も出ていないのです。その人たちは、自然免疫が高く保たれています。

そんな無症状感染者がウイルスを拡大させてしまう点がこのウイルスの難しいところだ、とよくいわれます。しかし、自然免疫が高いとは、すばらしいことです。そして、みんなが自然免疫を高めるとり組みを実践していけば、死ぬ人も重症化する人もさらに減り、社会がこんなに大騒ぎする必要もなくなるでしょう。

では、なぜ重症化してしまう人がいるのでしょうか。

新型コロナに関しては、獲得免疫が動くと重症化しやすくなります。

獲得免疫とは、免疫の後方部隊であり、自然免疫系の次に動くグループです。病原体に感染することで後天的に築かれる免疫システムで、自然免疫から届けられる敵の情報を分析し、対策をとってから闘うチームです。免疫システムの本丸ともいえるでしょう。

ただ、この獲得免疫が働き出すまで、感染してから数日かかります。いったん動き始めると、とても強い力で病原体などの異物を排除していきます。そのぶん、体内で生じる炎症も激しくなり、高熱や咳、呼吸の苦しさ、頭痛などのつらい症状が現れるのです。

さらに、炎症性サイトカインという物質が多く発生してしまうことも起こってきます。

サイトカインとは、免疫システムの営みに不可欠なたんぱく質で、さまざまな機能を示すものがあり、本来は病気と闘うために必要なものです。ところが、新型コロナ感染の重症例では、炎症性サイトカインが大量に放出されてしまうために、急性呼吸窮迫症候群（ＡＲＤＳ）や播種性血管内凝固症候群（ＤＩＣ）、急性循環不全（ショック）、多臓器不全などが起ってきています。これを「サイトカインストーム」と呼びます。

サイトカインストームが起こると生命に危険が及びますし、予後が思わしくなく、退院したのちも倦怠感や息切れ、関節痛、胸部痛などの症状が長く続いてしまうことが報告されています。

こうしたことを防ぐためには、自然免疫の力がとても重要になるのです。自然免疫の力でウイルスを排除できれば、後方部隊の獲得免疫を働かせずにすむからです。


もう一つ、新型コロナについて明らかになっていることがあります。

インフルエンザと新型コロナによる死亡者数（人口10万人あたり）

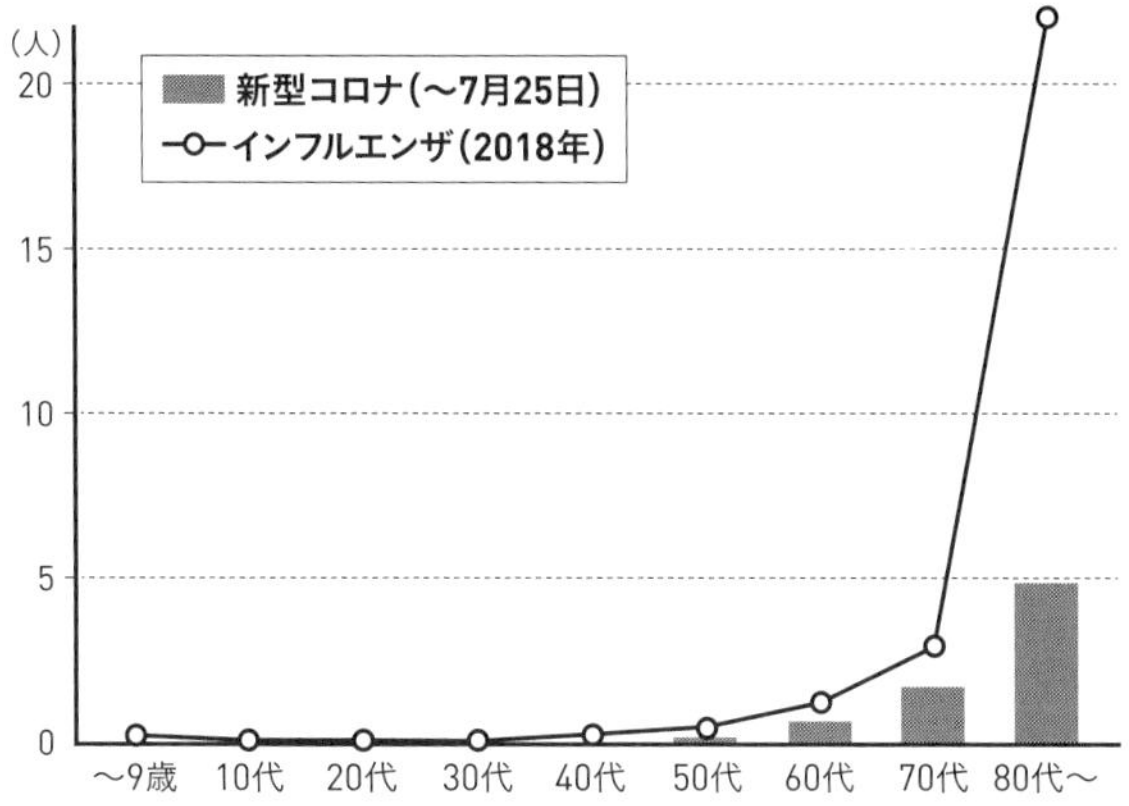

それは日本人においては、新型コロナは季節性インフルエンザに比べて、死亡率が圧倒的に少ないことです。それは、上の図表「インフルエンザと新型コロナによる死亡者数（人口10万人当たり）」を見るとよくわかります。

この図表を見ると、季節性のインフルエンザで亡くなる人のほうが、はるかに多いことが一目瞭然です。

では、毎冬に流行するインフルエンザに対し、私たちは自粛生活を送ったり、経済活動を止めたり、〝密〟になることを恐れて行動を制限したりするでしょうか。答えは「NO」でしょう。

新型コロナもインフルエンザも同じく、感染する人がいれば、しない人もいます。重症化してしまう人がいれば、数日で治る人もいます。また、症状が出ていないために感染に気づかず、ウイルスを運んでしまう人が多いのも、両者は同じです。なぜなら、ウイルスとは、そうした微生物だからです。

ウイルスは、微生物のなかでもっとも原始的で、寄生する相手（宿主）がいないと生きていられません。宿主の体内に侵入すると、細胞のなかに入り込み、宿主の細胞が営んでいる正常な活動をさえぎって、自らのコピーをつくらせるように仕組むのです。

だからこそ、それを成立させられなかったウイルスは消えるしかありません。私たちも日々懸命に生きていますが、ウイルスも生き残りをかけて必死だということです。

その必死の闘いにおいて、「ウイルスの感染力と人の免疫力、どちらが強いか」というパワーバランスの問題になってくるのです。

ウイルスが体内に入り込んでも、細胞をのっとられる前に退治できる免疫力を私たちが持っていればよいのです。たとえ感染が成立してしまっても、自然免疫の段階でウイルスを排除できれば、重症化する心配も、命を落とす心配もないのです。

ただし、自然免疫が低下しやすい人たちがいます。こうした人たちは、新型コロナに限らず、インフルエンザや風邪、胃腸炎などにかかりやすい状態にあるため、注意が必要です。

1つには、高齢者です。自然免疫の働きは、加齢の影響を受けやすい性質があります。高齢者ほど感染すると重症化し、命を落としやすいのは、このためです。

2つには、持病がある人です。持病があると、そちらと闘うために、すでに免疫の力が使われています。このため、病原体との闘いに振り向けられる自然免疫の力も弱まってしまうのです。

妊娠中も自然免疫が低下します。しかも、妊娠時に肺炎になると重症化するリスクが高くなります。妊娠中の女性や家族も用心するにこしたことはないでしょう。

免疫抑制剤や抗がん剤などを使っている人も、免疫力そのものを薬の作用で落としていますから、感染しやすく、重症化しやすい状態にあります。

コロナ禍では「高齢者、持病のある人、妊婦、がんなどの治療を行っている人が重症化しやすい」と注意喚起されるのは、このためです。

ところが、これらに該当しない人でも重症化するケースがあります。なぜでしょうか。自然免疫の力は、日々の生活に強く影響されやすい性質を持つからです。体調や睡眠の状況、ストレスの度合いに大きく左右されるのです。

若い人でも自然免疫の力が下がるような生活をしていれば新型コロナに感染しますし、重症化します。左ページに、免疫力の状態を知るためのチェックシートを掲載しました。これらの事項はすべて、自然免疫の力を下げる内容です。ですから、チェックのついた人は、それらを一つずつ改善していくことです。

反対に、自然免疫の力を高く保つことができれば、高齢であっても、持病があったとしても、重症化を防ぐことができます。

では、自然免疫を高めるには、どうするとよいのでしょうか。

最高の方法があります。食事です。

毎日の食事によって、自然免疫力は高くもなれば、低くもなります。私たちが毎日とる食事こそ、免疫力を上げて新型コロナを防ぐ最大かつ最強の方法となるのです。

また、食事が効くのは、獲得免疫にも同様です。日々の食事には、免疫力を総じて高

免疫力チェックシート

あてはまるものはいくつありますか？□にチェックを入れて合計を数えてください。

①	検査で総コレステロール値が180mg/dL以上だ	□
②	体温が36.0度以下である	□
③	食欲がない、または食べすぎ気味	□
④	食べるスピードが速く30分以内に食事が終わる	□
⑤	食事はほとんどひとりで食べている	□
⑥	ヨーグルト、納豆などの発酵食品をあまり食べない	□
⑦	キノコ類が苦手であまり食べない	□
⑧	肉や魚などの動物性食品をあまり食べない	□
⑨	禁酒、禁煙、ダイエットなどで好きなものを我慢している	□
⑩	サプリメントや常備薬がないと不安になる	□
⑪	ストレスを感じやすい	□
⑫	きちょうめんで完璧主義者だ	□
⑬	人に言えない秘密を抱えている	□
⑭	悲しい気持ちや嫌な気持ちをいつまでも引きずる	□
⑮	人と話すのが苦手	□
⑯	何でも話せる友達がいない	□
⑰	最近あまり笑っていない	□
⑱	緊張感のない生活を送っている	□
⑲	集中力がなく、すぐに飽きてしまう	□
⑳	夜型の生活だ	□
㉑	1日じゅうパソコンやスマホを見ている	□
㉒	外に出るのがおっくうで、太陽の光を浴びていない	□
㉓	趣味らしい趣味がない	□
㉔	運動習慣がなく、20歳のころと比較して5キロ以上太った	□
㉕	シャワーだけで湯船にはほとんどつからない	□

0～5個	免疫力が高い	①と㉔に該当した人は少しでも体を動かす習慣を身に着けましょう
6～10個	免疫力は人並み	⑪～⑰に多くチェックが入った人はストレス発散を心がけてください。ストレスが重なると免疫力も下がります。
11～15個	免疫力は低下傾向	③～⑧に多くチェックが入った人は食生活の改善を。㉑～㉔にチェックが多い人は積極的に運動を！
16個以上	免疫力がピンチ	このままでは新型コロナウィルスに負けてしまうかもしれません。生活の改善で免疫力を味方につけましょう

める働きがあります。

なお、免疫とは、新型コロナなどの感染症を防ぐだけでなく、がんや糖尿病、脳梗塞、心筋梗塞、うつ病などあらゆる病気を防ぎ、改善するために必要不可欠な働きです。食事を変え、免疫力を高めていけば、こうした病気も予防・改善していくことができます。

そのためには、どのような食事が必要で、どのような食事は避けるとよいのでしょうか。本書では、そのことを一つ一つお話ししていきましょう。

目次

第2章　腸が喜び、免疫力が上がる！　食べもの・食べ方

第3章 藤田博士の毎日の食事術

第１章

「腸が喜ぶ食事」が免疫力を上げる

新型コロナによって生活が一変した

私はこれまで講演活動をライフワークの一つとしてきました。

「人が100歳まで元気に生きるには、どんなことをするとよいのか」を広く伝えることが、免疫学を研究してきた私の大切な仕事と考えているからです。

そんな使命感もあって、声をかけられれば、どこへでも出かけました。それは、恩師であり、母校・東京医科歯科大学の元学長であられた加納六郎教授の、

「呼ばれていないところには絶対に押しかけるな。しかし、頼まれたらどこへでも行け」

という教えを、80歳を超えてなお、守ってきたからでもあります。

しかし、新型コロナウイルスの影響は、私のライフワークも変えました。以前は週に3〜4回は行っていた講演会の依頼が入らなくなったのです。

ところが、変わらず私を待っていてくれるグループがありました。

ミラクルワールドという、予防医学や食育を事業の柱としている会社です。

この会社では、年に数回、予防医学フォーラムを開催しています。

講師は、プロスキーヤーで冒険家の三浦雄一郎先生、広島大学の元学長で日本予防医学会名誉理事の原田康夫先生、真言宗総本山東寺前強化部長の土口哲光住職、そして私というメンバーです。

毎回、三浦先生が何歳になっても夢を持って生きる楽しさを話し、土口住職が仏教のありがたい教えを説き、私が免疫を高めて健康長寿を実現する方法を医学的にお伝えします。

原田先生は、医師でありながら、世界最年長のオペラ歌手として現在も活躍中です。そこで、フォーラムの最初と最後にダイナミックな歌を披露してもらっています。そうしてフォーラムの参加者を、元気づけています。

というのも、このフォーラムに参加されるのは、みなさん、なんらかの大病を抱えている方々なのです。

末期がんのために医師に「治癒不能」と診断され、「この先どうしようか」とここにたどり着かれた方も大勢います。

そうした人たちが毎回およそ１００名、一堂に会して多くを語りあっています。病気を抱えて生きる彼らにとって、このフォーラムはただ話を聞くだけでなく、互いに励まし励まされる、なくてはならない居場所になっているのです。

「心身の病気は食に起因する」

ミラクルワールドでは、食育事業も行っています。

食育というと、食に関する知識を学び、健全な食生活を実践できる子を育てるための、新たな教育の一環と現在は広くとらえられています。

しかし、日本には昔から食育を研究してきた歴史があります。また、食育が必要なのは、むしろ大人だと私は考えています。病気を防ぎ、健康に長生きするには、食への正しい知識が欠かせないからです。

明治天皇が高く評価した医師、石塚左玄（いしづかさげん　１８５１〜１９０９）は、研究のすえに「心身の病気は食に起因する」という考えにたどり着きました。現在も、天皇家の献立は石塚左玄が唱えた食育に基づいてつくられています。

ミラクルワールドの社長が食育事業に熱心なのは、現代人に多い病気や死因のほとんどが、高度経済成長から始まった日本人の食習慣の乱れにあるとよく知っているからです。

その強い信念は、社長自らの経験に裏づけられたものです。社長は女性で、20年前、末期がんのために「助からない」と診断された経験があるのです。

社長は医学書や健康書などを読み漁り、多くを勉強しました。そして、たどり着いたのが食育の考え方だったのです。

食育によって社長は自らのがんを懸命に克服されました。そしてミラクルワールドを立ち上げ、現在は参加者のために熱心に活動しています。それは、ここで毎週開かれている食事会のメニューにも表れます。

レシピ作成から仕入れ、調理まで、社長が自ら行います。１回１００人分を調理するために、事務所に立派なキッチンをつくったほどです。

私はこの食事会にも2カ月に1回ほど招かれ、みなさんの前で講演をし、食事も一緒にいただきます。量も品数も豊富で、バランスも味もよく、すばらしい内容です。そうした食事をわいわいと楽しくおしゃべりをしながらいただきます。そこには、

「病院では『治らない』といわれているから、毎週、ここに来るのよ」

という人たちが大勢います。

末期がんと診断され、最初に会ったときには、自分の足で歩くこともできなかった人が、食事会への参加を続けることで、元気をとり戻されていく姿も幾度となく見てきました。

先日は「92歳になりました」と教えてくれた女性がいました。会うたびに肌つやがよくなられていくので、「どんどんきれいになりますね」というと、「うれしいわ」と喜ばれていました。

私が体調を崩していると、「健康になる方法を教えてくれる先生のほうが病気になったら、私たちが困っちゃう」とお叱りを受けることもあります。

参加回数が増えていくうちに、多くの人が、大病を抱えていると外見からわからない

ミラクルワールドの食育ご飯の例

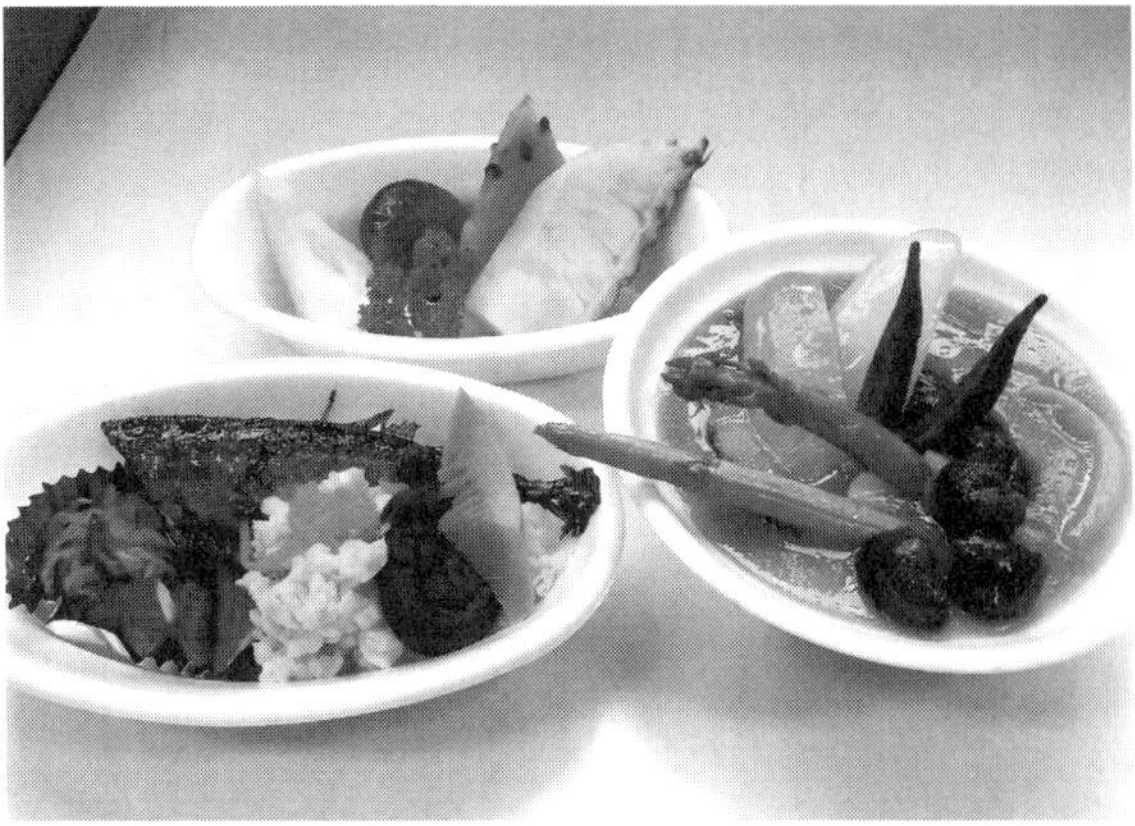

メニュー

◎さんま甘露煮丼

さんま甘露煮、炒り卵、タケノコ、シイタケ、ハリハリ漬け、キュウリ漬け、紅生姜

藤田Drから一言

サンマは必須アミノ酸をバランスよく含み、免疫強化に働くビタミンAやビタミンD、エネルギー産生に必要な鉄分などの栄養素も豊富。

◎ターメリックスープ

アスパラガス、オクラ、パプリカ（２色）、カボチャ、玉ネギ、ニンジン、ジャガイモ、ナス、キクラゲ

藤田Drから一言

ターメリックに含まれるクルクミンというフィトケミカルは抗酸化作用が強く、とくに脳細胞の酸化を防いでアルツハイマー病の予防によいとされる。

◎フルーツ盛りあわせ

メロン、ブドウ、スイカ、パイナップル

藤田Drから一言

色とりどりの果物には、抗酸化作用の高いフィトケミカルが豊富。疲労回復に効くビタミン類も多い。

ほど、元気になっていきます。その姿を目の当たりにすると、日々の食事がいかに重要かと思い知らされるのです。

何より驚かされているのは、このコロナ禍で感染した人がまだ一人も出ていないことです（2020年の秋現在）。ほとんどの人が高齢で、みなが命にかかわるような病気を抱えています。末期がんと診断されている人も大勢います。

この会社は名古屋にあり、感染者数の多い都市の一つです。参加者の方々は家族から「外を出歩かないほうがいい」と止められても、「あそこに行くと元気が出るから」と、変わらず出てこられます。決して家に引きこもっているわけではないのです。

こうした状況下でも感染者が出ていないのは、食事で免疫力を高める効果が現れているからだろうと考えられるのです。

免疫力を高める食事の大原則

ミラクルワールドの食事会の参加者たちは、それぞれに病気からくる不安や悩みを抱えています。

毎週のように同じ悩みを抱える人たちと多くを語らい、互いに理解しあうことで、「あの人もがんばっているのだから、私もがんばろう」と前向きな思考を持てるようになっていきます。それによって、ストレスも軽くなります。

ストレスは、免疫の大敵です。ストレスを過度に感じるようなことがあると、免疫力も低下してしまいます。

がんの発症と悪化の原因には、免疫力の低下があります。反対に、免疫力を高く保てれば、がんのリスクを減らせるうえ、たとえ発症したとしても進行を抑えられます。

ですから、ストレスを軽くできるような居心地のよい場所を持つことは、がんの改善に欠かせないことです。実際、楽しくおしゃべりをしたり、笑いあったりするだけで、自然免疫が高まることは、多くの研究によって明らかになっています。

そんな楽しい場所で好きな人たちとする食事は、人の免疫力をおおいに高めます。

これは、私たち誰もが、日常生活で実践できることなのです。

免疫力を高める食事には、３つの原則があります。

「『おいしいね』といいながら食べること」
「大好きな人と食べること」
「ニコニコ食べること」

この3つを守って、食事をしましょう。免疫力を高めるためには、食事の内容よりまず、食べる環境と感情が重要なのです。いいかえれば、私たちの免疫とは、こんなに簡単なことで高められるのです。

食事中にストレスを感じると、コロナ感染しやすくなる

反対に、「『まずい』と思いながら食べること」「嫌いな人と食べること」「ストレスを感じながら食べること」という事柄が、一つでも食事に入り込むと、免疫はとたんに下がります。

生き物にとって、食べるという行為は、ものすごく重要です。生命の根幹です。

一方で、免疫力も人の生きる力を表します。そのため、食事と免疫力は密接に関係し

ていて、食事の際にストレスを感じると、どんなにすばらしいものを食べても、免疫力は低下してしまうのです。

私は以前、アレルギーと免疫の関係について研究するために、ネズミにアトピー性皮膚炎を発症させたことがあります。ネズミがエサを食べようとするたびに、尻っぽに電流を流したのです。これは、ネズミにとって大きなストレスです。「エサを食べたい。でも、食べようとすると、つらい」というストレスとは、大変なものです。

この実験をくり返していると、ネズミの免疫力はひどく落ちて、1カ月もすると大変なアトピーになりました。

こんなことを私たちはふだんから行っていないでしょうか。

先日、私がレストランで食事をしていると、目の前に若い親子が座りました。お母さんは、食事を注文するとまず、子どもの手をていねいに消毒しました。新型コロナを心配してのことでしょう。

ところが、食事を始めると「こぼしちゃダメ」「よそみをしちゃダメ」「残しちゃダメ」「好き嫌いはダメ」「落ちたものを拾っちゃダメ」とずっと注意し続けているのです。

それでは、子どもの免疫力を落とし、新型コロナはおろか、風邪を引きやすく、アレルギーにもなりやすい体質に、お母さんが自らしてしまうことになります。

子どもにとって、食べているときに注意されるのは、尾っぽに電流を流されるネズミと同じようにつらいことです。食卓にいったん座ったら、食べ終わるまで逃げることはできないのです。

「もっと勉強をしなさい」「生活をきちんとしなさい」「ゲームをやりすぎてはいけません」と、食卓で小言をいったりするのも同じことです。

また、大人の場合でも、「仕事をしながら食べる」「つきあいだからと、イヤイヤ飲みに行く」「ランチをしながら会議をする」「上司の小言を聞きながら食事をする」ということは、自分の免疫力を低下させてしまうので、やめることです。

「食事はおいしく、楽しく、ニコニコと」というのが、免疫力を下げない食事の大原則なのです。

「不安をあおる人が得をする社会」に私たちは生きている

「食事はおいしく、楽しく、ニコニコと」という食事のしかたを守ったうえで、現代を生きる私たちに重要になってくるのが、「免役を高める食べもの」です。

このことを知っていれば、私たちは新型コロナもがんも、現代人に多いあらゆる病気も、むやみに恐れる必要はなくなります。

いずれも免疫力の低下が原因となる病気だからです。免疫の低下が最大の原因となる病気は、免疫を上げることで予防していけるのですから、過度に恐れないことです。とくに新型コロナが起こす数々の問題は、人々の「恐れ」に起因していると私は考えています。

今、私たちの生活は、たしかに豊かです。安全と安心と便利を基本とする社会が構築され、命を落とす危険やリスクも低くなっています。日本は世界一の長寿国となり、寿命ものびました。そんな社会で生きられる私たちは幸せなはずなのに、個人が抱える不安や不満は逆に増加しています。

コロナ禍で私たちが感じる大きな不安や恐れも、文明社会によって起こされているものです。

人間は、コミュニケーションの道具として言語を使う唯一の動物です。子ザルは親の怖がる姿を見て恐怖を学習しますが、人はそこに言語を通した学習が加わります。

しかも現代は、インターネットやテレビ、新聞、雑誌などの出現により、時間や場所を超えた学習ができるようになりました。つまり、私たちはサルよりはるかに恐怖を学びやすい環境に生きていることになります。

もちろん、新型の病原体という未知の病気が流行しそうなときに、予防措置が必要なのはいうまでもありません。そこを大前提としたうえで、あえてお話しします。

コロナ禍にあって、報道はどんどん激化しました。手洗い、うがい、マスクが自分も他人も守ることになると連日のように伝えられ、「手洗いの正しい方法」がくり返しレクチャーされました。そんな情報が刷り込まれれば、「そうしなければ、ウイルス感染してしまうのではないか」という恐れが生まれます。

でも、その裏で、手が荒れ、消毒液をつけるとヒリヒリしたり、かゆみを感じたりすることが起こっていませんか。

私たちの皮膚には、皮膚常在菌という共生菌がたくさんいて、皮膚の健康を守ってくれています。１日に何度も薬用せっけんで手洗いをし、消毒液をぬりたくれば、皮膚常在菌を殺してしまうことになります。

皮膚常在菌は、私たちの体から出る皮脂をエサにして弱酸性の脂肪酸のバリアをつくっています。このバリアがあることで、私たちの手には、外界にいるウイルスや細菌などの病原体がくっつきにくくなっているのです。

しかし、１日に何度も手洗いや消毒をして、皮膚常在菌を排除していたら、弱酸性のバリアも失われ、病原体がかえって手に付着しやすくなります。しかも、荒れた皮膚からは異物が侵入しやすく、アトピー性皮膚炎にもなりやすくなるのです。

こうした手洗いや消毒をしすぎるデメリットが、報道されることは、残念ながらありません。

それどころか、有名人がウイルス感染で亡くなったときには、「彼が命を落とした責任は、一人一人にある」とキャスターやコメンテーターが涙を流しました。それを見て、私たちはますます責任の重さを感じ、手洗いや消毒に拍車がかかり、自らの行動に制限をかけ、同じように行動しない人を批判的な目で見たりはしなかったでしょうか。

しかし、冷静になって考えていれば、ウイルスに人を選ぶ能力などありません。感染は、誰にとっても平等で、いつ誰がかかるかはわからないものです。

そうした映像や言葉を毎日くり返し見聞することで、私たちは、新型コロナというウイルスをやみくもに恐れるようになったと感じます。実際、コロナ感染によって、大人にも子どもにも差別やいじめが起こっています。「コロナに感染するより、人が怖い」と感じている人は、決して少なくないはずです。

恐怖は、人を動かすもっとも強力な方法となります。政治家の政策よりも、経済界の有力者の言葉よりも、ずっと多くの民衆を動かす手段になります。情報システムが過度に整った現代、人々の恐怖を上手に活用できる一部の人たちが、得をする社会であることは、残念ながら間違いのないことでしょう。

米国の社会学者のバリー・グラスナーは、「恐怖を煽ることで、政治家は有権者に自分を売り込み、テレビやニュース、雑誌は視聴者や読者に自分を売り込み、権利擁護団体は入会を勧誘し、やぶ医者は治療を、弁護士は集団訴訟を、企業は商品を売り込む」と述べています。

コロナ禍の不安や恐怖から解放されるには、このからくりを冷静に俯瞰することです。情報戦に飲み込まれないことです。くり返しますが、新型コロナは、自然免疫の力を高めておけば怖いウイルスではありません。

その力を高める方法は、毎日の食事にあるのです。

食卓をアルコール除菌してはいけない

「自然免疫力を高めておけば、新型コロナは怖くない」と、なぜ断言できるのでしょうか。

このウイルスに関しては、早い段階で、ＷＨＯ（世界保健機関）が感染者の81パーセントが軽症で、重い肺炎や呼吸困難などの重症が14パーセント、命にかかわる重篤な症状が5パーセントと報告していました。

その軽症者のほとんどは、無症状もしくは軽い風邪程度です。こうした人たちが、自分が感染していると気づかず、ウイルスを広げてしまっていると問題視されました。

しかし、「なぜ、無症状感染者がこれほど多いのか」については問われませんでした。ここにこそ「感染予防にもっとも重要な事項がある」のに、です。

「感染しても無症状、もしくは軽症の人がほとんど」ということは、このウイルスの病原性が、自然免疫で十分に対応できる程度ということを表しています。

自然免疫については、「はじめに」でもお話ししましたが、ウイルスなどの病原体が侵入すると、真っ先に動き、退治する免疫の先発チームです。ウイルスが数を大きく増やす前に自然免疫が退治できれば、たとえ感染したとしても、無症状もしくは軽症ですむのです。

自然免疫は、生まれながらに備わったシステムです。

私たち人類は、この地球上に約700万年前に誕生し、進化することで今日まで生き残ってきました。人が生きてきた時代の大部分は、寄生虫や細菌、ウイルスなどの微生物による危険にさらされていました。その過程で発達したのが、私たちの体内で働く免疫システムです。免疫が強固な防衛システムを持ち、それが非常にうまく働いたため、人類はこれほど数を増やすことができたのです。

そのなかでも自然免疫は、直面する絶えまない攻撃にうまく対応して、即応性や有効性の機能を向上させました。自然免疫を担当する細胞は、体中をパトロールしながら、細菌やウイルスなどの異物を見つけると、ただちに殺していきます。その能力を高める方法は、現代を生きる私たちにおいても変わりません。さまざまな細菌やウイルスなどの感染が、自然免疫を担当する細胞を活性化するのです。

これは、スポーツのチーム競技とよく似ています。練習試合を重ねたチームは、大きな大会でメンバーどうしの連携力を発揮できますが、どんなに能力の高い選手を集めたところで、一緒に練習をまるでしていなければ、重要な試合で連携を図れず、強豪相手に勝つことはできません。自然免疫の働きも同じで、日常的に実践を重ねていてこそ、いざ強力な病原体が侵入してきたときに対応していけるのです。

ですから、清潔にしすぎることは、かえって自然免疫を低下させることになります。

もちろん身の回りを心地よく整理整頓し、清潔に整えることは、人として大切です。しかし、ふれるものすべてを薬剤の力で消毒し、室内に消毒剤を噴射し、皮膚常在菌が再生できないほど頻繁に手洗いや消毒をしてしまうと、自然免疫が練習試合をする機会を奪うことになります。それでは、いざ強力な病原体が侵入してきたときに、自然免疫の力が弱くなっていて、たちうちできなくなってしまうのです。

この重大性に気づいてほしいと願います。家庭内感染が心配される状況を除いてお話ししますが、自宅のなかに消毒剤をまくようなことをやめましょう。食卓もアルコール除菌する必要はありません。食卓は水拭きで十分ですし、その食卓に落ちたものはきれいに拾って食べましょう。自然免疫を高めるには、こんなことが大事です。

食事は、微生物がもっとも侵入しやすい機会です。食卓にいる微生物たちが、自然免疫のちょうどよい練習相手になってくれるでしょう。

そもそも、私たちの生活環境には、ただちに命を奪うような恐ろしい病原体はいません。ちょっとくらい口にいれても、自然免疫がしっかり働いていれば、なんの症状も起こりません。

しかし、自然免疫が弱っているときに食中毒菌などが侵入してきてしまうと、命を脅かすような重篤な状態になることも起こってきます。「それを防がなければ」と心配になる気持ちはわかります。目に見えない未知のものは、誰だって怖いのです。だからといって、微生物を薬剤で執拗に排除する生活をしていると、自然免疫が弱って、かえって感染症で重症化しやすい体になってしまうことを忘れないでください。

超清潔志向の人ほど重症化しやすい

自然免疫の働きが重要なのは、あとに続く獲得免疫の方向性を決めることにもあります。

獲得免疫は、防衛の後方部隊であり、免疫の本丸です。自然免疫が倒せなかった異物を、より強い力でたたき殺していきます。攻撃力が強いぶん、闘い方も激しく、ウイルスにのっとられた細胞もろとも死なせていきます。これによって組織も傷ついて、つらい症状が表に出てきます。新型コロナで高熱を出したり、肺炎を引き起こしたり、重症化するのは、ウイルスを自然免疫では排除できず、獲得免疫が強く働いた結果です。ただし、そのつらい症状こそ、獲得免疫が増殖しすぎてしまったウイルスを倒している表れです。病気を治すためには必要なものなのです。

一方で、「サイトカインストーム」のように、免疫が暴走して自ら重篤な状態をつくり出してしまうケースもあります。

まえがきでも、お話ししましたが、サイトカインとは、免疫システムの営みに不可欠なたんぱく質で、さまざまな機能を示すものがあります。

ところが、免疫システムが制御不能となると、炎症性のサイトカインが放出され続けます。これがサイトカインストームです。

サイトカインストームが起こると免疫反応が強く現れ、自らの細胞をどんどん攻撃するようになるのです。これによって組織が大きく損傷し、激しい症状を引き起こすことになります。肺で過剰な炎症が起こり、多臓器不全に陥って死亡するケースも報告されています。

サイトカインストームを起こさないためには、獲得免疫が正常に働く必要があります。

ここでも自然免疫が重要になります。獲得免疫が動くかどうかは、自然免疫から送られてくる情報で決まってくるからです。

実際、サイトカインストームは高齢者や持病のある人で起こりやすいことがわかっています。自然免疫の力が低下しがちな人たちです。自然免疫が正常に働けないと、獲得免疫の反応が過度に活性化されたり、バランスを崩したりするのではないかと考えられるのです。

このように、いざ病気になったとき、自然免疫の状態がその後の病状を決めることになります。だからこそ、自然免疫の力を常日頃から高めておくことが重要なのです。

そのための方法の一つが、身の回りの細菌やウイルスなどの微生物とほどよく仲よくすることです。感染症が怖いからといって、薬剤の力で身の回りの微生物をすべて排除するような生活をしていると、自然免疫の低下は避けられません。

とくに、乳幼児期の感染機会は重要です。昔は「風邪をよく引く子は、大人になって丈夫になる」といいました。これはたしかです。自然免疫を発達させるからです。

反対に乳幼児期に過度に清潔な環境で過ごし、微生物と接する機会が少なくなると、自然免疫の発達が阻害されます。結果、獲得免疫が暴走しやすくなり、風邪のウイルスやインフルエンザ、新型コロナなどに感染しやすく、重症化しやすい体質になると考えられるのです。

自然免疫を高めるには、日々の食事と規則正しい生活も重要です。ストレスの軽減も大切なことです。反対に、食事や生活が乱れたり、ストレス過剰な生活を送っていると、簡単に低下します。

こうしたことがわかっていれば、私たちが新型コロナにこんなにもおびえる必要はなくなります。自然免疫を高める方法とは、私たちの日常生活のなかにあるのです。

免疫力の7割は腸でつくられる

では実際に、免疫力の向上にはどのような食事をするとよいのでしょうか。

一言でいえば、「腸によい食事」です。

腸は人体最大の免疫器官であり、人の免疫力の7割は腸でつくられています。残りの

３割は心です。したがって、免疫力を高めることは簡単です。楽しくおいしく、腸の働きをよくするような食事をすれば、免疫力もおのずと高まっていくのです。

ではなぜ、腸の働きが免疫力の向上に重要となるのでしょうか。

これを理解していただくために、まずは腸の働きについて一つ一つお話ししたいと思います。

腸の最大の働きは、ご存じのとおり、「消化」と「吸収」です。

消化とは、私たちが食べたものを細かく分解して、体の細胞が利用できる形にすること。吸収とは、消化によって分解された栄養素を血液中に送り込むことです。

そもそも、免疫力の７割が腸に集まっている理由も、消化吸収の働きにあります。

食べものは人の体にとって「自己」ではなく、異物である「非自己」です。私たちは、毎日の食事から異物を腸にとり込んでいます。

免疫の働きは、体内に入り込んできたり、体のなかで発生した「自分ではないもの（非自己）」を見つけ出すことから始まります。つまり、自己ではない異物を選別することを初動として、自己であれば存在を許し、非自己であれば攻撃して、排除に働くのです。

食べたり飲んだりしたものも、免疫にとっては外から侵入してきた非自己。だからといって、免疫がこれを攻撃しては、体に必要な栄養素をとり込めなくなります。

そこで腸などの消化管はまず、口からとり込まれた食べものが自身にとって有益か害をなすものかを判断します。

有益と判断したものは、免疫が「自己」と認める成分になるまで細かく分解します。たとえば、糖質はブドウ糖に、たんぱく質はアミノ酸に、脂質は脂肪酸というように、食べたものを体内に存在する自己の形に変えることで、免疫に攻撃させることなく、栄養素として体のなかで利用できるようにするのです。

ただ一方で、食べものに体に害をなすものや、不要なものが混ざっていることもあります。こうした異物を発見したとき、すぐさま排除に働くのも免疫の役目。「清濁併せ呑む」という言葉がありますが、よいものをとり込み、悪いものは排除するという生命に直結する働きを、腸と免疫は連携して日々行っているのです。

免疫力のおよそ70パーセントが腸に集中しているのは、食べものや飲みものと一緒に侵入してくる病原体や毒性物質などの有害物質から体を守るためなのです。

腸内細菌は私たちの元気の源

「消化」「吸収」そして「免疫」という腸の働きにおいて、重要な役割を担っているのが腸内細菌です。

私たちの腸には、およそ２００種１００兆個という数の細菌がすみつき、さまざまな働きをしています。

第一に、消化吸収の働きを助けています。

私たちが食べるものの多くには、食物繊維やオリゴ糖が含まれます。人の腸は、これらを消化できません。それらを分解して、そこから健康に必要な栄養素を合成しているのが、腸内細菌です。私たちは、腸の消化力だけでは栄養を十分にとり込めず、腸内細菌の働きにおおいに頼っているのです。

これは、人間だけのことではありません。

たとえばシロアリは、家の柱や土台を喰い荒らす害虫ですが、実は木の繊維を消化する酵素を持っていません。シロアリの腸内細菌が持っているのです。パンダも、すごい勢いでかたい笹を食べますが、笹を消化する酵素を持っていません。パンダの腸内細菌が消化しています。

人間も同じです。私たちが野菜や果物、穀類、豆類、イモ類などから栄養を吸収するには腸内細菌の存在が欠かせないのです。

なお、腸内細菌にはビタミン類を合成する働きもあります。

動物はもともとビタミン類を食べものからとらなくても、自分の体内でつくり出せました。しかし人間は、進化の過程で果実や野菜などを豊富にとっていたので、多くのビタミンを合成する働きを失ったとされます。

とはいえ、ビタミン類は人体の働きに欠かせない栄養素です。そこで、腸内細菌がかわりに、私たちが食べたものから合成してくれているのです。

腸内細菌が合成するビタミン類は、左ページに一覧で示しました。ここには糖質や脂質、たんぱく質の代謝にかかわるビタミンが多く見られます。私たちの体は、これらの

腸内細菌が合成するビタミンとその働き

チアミン（ビタミンB1）	●糖質の分解を助ける ●精神を安定させ、成長を助ける
リボフラミン（ビタミンB2）	●細胞の再生やエネルギー代謝を助ける ●健康な皮膚や髪、爪をつくる
パントテン酸（ビタミンB5）	●脂質・糖質・タンパク質の代謝を助ける ●ビタミンB6や葉酸とともに免疫に働きかける
ピロドキシン（ビタミンB6）	●健康な皮膚をつくる ●神経伝達物質の合成に関わる
コバラミン（ビタミンB12）	●神経細胞内の核酸やタンパク質の合成や修復を助ける ●悪性貧血を防ぐ
ビオチン（ビタミンB7）	●髪と皮膚の健康を助ける ●疲労感や憂鬱などにも関連する
葉酸（ビタミンB9）	●貧血予防に重要 ●タンパク質や核酸の合成を助ける
メナキノン（ビタミンK2）	●血液の凝固に関わる ●骨の代謝に重要

出典：『腸内細菌が支える腸の7つのはたらき』（NPO法人レックス・ラボ）

ビタミンを使って、糖質や脂質、たんぱく質からエネルギーをつくり出しています。

そのエネルギーは、活動や思考だけでなく、あらゆる生命活動で使われます。免疫細胞の働きも、腸の働きも、エネルギーなくして行うことはできません。腸内細菌がしっかり働いているからこそ、私たちは健康かつエネルギッシュに日々の生活を営めているのです。

腸内フローラが血液の状態を決める

先述の石塚左玄は、

「人の心身を清浄にするには血液を清浄に、血液を清浄にするにはバランスのとれた食生活をすることが大切である」

と唱えています。私たちの血液の状態も、腸内細菌の働きでまったく違ってきます。

そのために重要なのは、「腸内フローラの多様性」です。

腸内細菌叢《そう》は「腸内フローラ」ともいいます。叢とは、草むらという意味。細菌たちがつくる集落（コロニー）が、まるでお花畑のように美しいことから、腸内フローラとも呼ばれるのです。その景観は、多種多様な細菌が棲息しているほど美しくなります。

そんな腸内フローラの美しさは、腸内細菌たちのなわばりを主張する性質の賜物です。細菌たちは仲間とコロニーをつくって棲息しながら、特定の種類だけが極端に増えないよう、けん制しあっています。さまざまな細菌たちが勢力争いをしていることで、特定の細菌だけが〝一人勝ち〟するような状況を防ぎ、結果として多様性の豊かな環境が築かれています。一方で、細菌たちは互いにエネルギーのやりとりをしていることもわかっています。

そうして腸のなかでは、細菌たちによる共存共栄の関係が築かれているのです。

そんな豊かな腸内環境ができていると、外から侵入してきた敵は、たちどころに排除されます。たとえ食中毒菌などが入ってきても、増殖する間もなく殺されます。食中毒菌に汚染されたものを食べて、重症化する人と無症状の人がいますが、その違いとは「腸内フローラの多様性が豊かに築かれているかどうか」が重要なポイントになることがわかっています。

しかも、多様性の豊かな腸内フローラは、腸の働きをよくします。腸壁の状態も整えます。これによって、消化吸収の力も高まります。

消化吸収の力が高まれば、食べたものからよい栄養素を多くとり込めるようになります。腸から吸収された栄養素は血液に流され、全身の細胞に届けられていきます。

血液はさまざまな物質を届ける〝運び屋〟です。その働きぶりは誠実そのものです。物質を取捨選択するようなことはせず、送られてきたものをただひたむきに運び続けるのです。

腸からよい栄養素が届けられれば、それを一生懸命に運んでくれます。これによって、血液の質もよくなり、「浄血」されます。多様性に富んだ腸内環境が、清浄な血液をつくるのです。

ところが、腸内フローラが乱れていて、よい栄養素を吸収できなくなると、血液の質が悪くなります。腸内フローラの状態がもっと悪くなると、腐敗物質が発生するようになります。腸内細菌が互いにけん制しあう環境が崩れ、腐敗物質を産生する細菌が増えやすくなるからです。その腐敗物質が血液に流されてしまうと、血液は自らの状態を悪くしてでも全身に運んでしまいます。

このように血液の状態は、自分が食べたものに加えて、腸内フローラの状態によっても大きく違ってきます。

石塚左玄が問う清浄な血液と心身とは、腸内フローラが築いているところが大きいのです。

便秘は血液の質を悪くする

腸には「解毒」という役割もあります。この作用も、血液をきれいに保つうえで重要です。

解毒とは、体内に入ってきた、あるいは体内に蓄積された有害物質を体外に排出する働きです。

私たちは、食べものなどと一緒に、発がん物質や内分泌かく乱物質（「環境ホルモン」とも）などの有害物質をたびたびとり込んでしまいます。こうした物質は、小腸の上皮細胞で、無毒化したりブロックしたりされます。ブロックされた物質は、大便と一緒に排出されます。

ですから、日々の「排泄」も、健康を守るために大切な腸の働きです。

大便には、体内の不要物や有害物質も含まれています。たとえば、痛風の原因物質となる尿酸もその一つです。尿酸といえば、腎臓で処理されて尿から排出されることが知られていますが、最近の研究によって、大便からも排泄されるとわかりました。

だからこそ、便秘を放置してはいけません。不要物を腸にため込んで、よいことは何もありません。そこには、発がん物質や環境ホルモンもあるのです。

さらに、便秘になると腸内で毒素が発生します。腸内細菌の大半は、大腸のなかにすんでいます。そこには、大腸菌やウェルシュ菌など「悪玉菌」と呼ばれる細菌たちもいます。悪玉菌のなかには、大便に含まれる未消化のたんぱく質を腐敗させて、インドールやフェノール、アンモニア、硫化物、アミンなど、人体にとって有害な物質を産生する細菌もいます。

こうした毒素は、臭いオナラになって外に出てきます。大便もとても臭くします。それだけならまだよいのですが、毒素が体内に入り込むと、血液の質を悪化させます。その血液が全身をめぐると、届けられた先々で細胞を劣化させることになります。細胞の劣化は、細胞劣化だけでなく、がん細胞も生み出す原因になるのです。

ですから、便秘はすぐにでも改善することです。便通は、食生活で必ず正せます。またオナラや大便が臭いときには、悪玉菌が毒素を発生させていることを表しています。その臭さこそ、血液の状態が悪化していることを知らせる腸からのＳＯＳなのです。

腸内細菌の代謝物が腸を元気にする

腸の「解毒」と「排泄」の働きを活性化するには、「短鎖脂肪酸」という成分が重要です。短鎖脂肪酸は、人が消化できない食物繊維やオリゴ糖を腸内細菌が発酵することでつくられます。

短鎖脂肪酸は、酢酸、酪酸、プロピオン酸など有機酸の総称で、発酵食品にも含まれます。酢酸は酢に、酪酸はバター、プロピオン酸は味噌や醤油などにあります。発酵食品にこうした成分が多いのは、短鎖脂肪酸が細菌など微生物の代謝物だからです。だからこそ、細菌がたくさんいる大腸で短鎖脂肪酸が多く合成されるのです。

大腸のなかで、短鎖脂肪酸は重要な働きをします。健康な大腸は、「蠕動《ぜんどう》運動」と「粘液の分泌」が活発です。それらをサポートしているのが短鎖脂肪酸です。

蠕動運動は、「縮んではゆるみ」をくり返して、大便を前へ前へと送り出す腸の動きです。その際に、大腸壁から粘液が分泌され、大便をコーティングしていくことで、大便が大腸の細胞を傷つけずスムーズに動いていきます。

この蠕動運動と粘液の分泌という大腸の働きが健全に行われるためには、短鎖脂肪酸が必要なのです。

また、短鎖脂肪酸は、腸が活動するエネルギー源になります。

さらに、腸の上皮細胞の新陳代謝をうながす働きもあります。新陳代謝とは、古くなってしまった細胞が、細胞分裂によって新しい細胞へとどんどん入れ替わることです。腸の上皮細胞は、短鎖脂肪酸のサポートで新陳代謝が促進されるのです。

ただ、発酵食品に含まれる短鎖脂肪酸は、ほとんどが小腸で吸収あるいは代謝されてしまいます。だからこそ、大腸では腸内細菌に働いてもらって、短鎖脂肪酸をおおいに合成してもらう必要があります。

それには、材料となる食物繊維やオリゴ糖を食事からしっかりとることです。とくに食物繊維は、さまざまな種類があります。腸内細菌にも多くの種類がいます。腸内細菌の種類によって好物とする食物繊維は異なりますし、合成される短鎖脂肪酸の種類も違ってきます。大腸の働きを活性化するには、多様な短鎖脂肪酸を産生できることが大事です。そのためにこそ、いろいろな野菜や果物をとることが必要なのです。

私たちが偏った食事をしていると、その栄養素を好む細菌ばかりが増え、腸内細菌のバランスが崩れます。腸内細菌は人が食べたものをエサにしますが、好物をエサにできると増殖力や活動力を高めます。そのため、バランスのよい食事は腸内フローラの多様性を育むのです。

反対に、偏った食事は腸内フローラのバランスを乱します。それは、短鎖脂肪酸の乱れにもつながります。

こうなると、排便作業に支障が出て便秘になります。すると、健康を損なわせる負の連鎖が起こり、大腸に不要物や有害物質がたまり、それが血液に入り込んでしまうことになっていくのです。

善玉菌のエサを送り込んであげることが大事

以上、腸は「免疫」「消化」「吸収」「浄血」「解毒」「排泄」「合成」という7つの働きを担っています。いずれも、生命の維持と健康増進になくてはならないものです。そして、これらの働きが活性化することで、免疫力も向上します。

そのすべてに腸内細菌が働いています。腸内細菌が私たちの健康に優れた役割を発揮するためには、腸内フローラの状態が重要です。

では、どのような状態に腸内フローラが整っていれば、腸の7つの働きが滞りなく行われ、免疫力も高まるのでしょうか。

最近の遺伝子研究で腸内細菌の全体像を調べると、腸内細菌の多くが納豆などの発酵食品に含まれている菌や、人の皮膚などに存在する菌、土壌菌の仲間の菌などで構成される「フィルミクテス（ファーミキューテス）門」の細菌類とわかりました。

次に多いのが、「バクテロイデス（バクテロイデーテス）門」の細菌類です。

これらはいずれも「日和見菌《ひよりみきん》」とも呼ばれている仲間です。

それに対して、大腸菌を含む「プロテオバクテリア門」の細菌や、ビフィズス菌を含む「アクチノバクテリア門」の細菌類は、それぞれ腸内フローラ全体の10パーセントほどしかいません。

プロテオバクテリア門の細菌は、従来の呼び方では「悪玉菌」です。アクチノバクテリア門の細菌は「善玉菌」です。これらは、腸内フローラのなかで少数です。けれども、腸の働きを左右するほどの影響力があります。

そのカギを握っているのが、腸内フローラの最大勢力である日和見菌です。

日和見菌は、免疫力が高いときには宿主によい働きをし、免疫力が下がると宿主の健康をおびやかすようなことを始めます。また、善玉菌と悪玉菌は拮抗して存在していて、善玉菌がちょっと増えれば日和見菌がなだれを打つように善玉菌の味方をし、悪玉菌が増えるとそちらに加担する性質があります。

腸内環境が善玉菌優位になれば体調がよくなって免疫力も向上し、悪玉菌が優位になると体調が悪くなって免疫力も低下するのは、このためなのです。

ですから、腸内フローラをよい状態にするには、善玉菌の働きが重要です。そのために私たちにできることとは、善玉菌の好物となるものを食べてあげることです。

腸内細菌は、私たちが日々食べたものをエサにしています。そうして好物をエサにできると、数を増やし、活動力を高める性質を持っているのです。

腸内フローラは食後24時間で変化が起こる

腸内細菌のなかで、免疫力をとくに高める働きを持つのは、善玉菌です。

たとえば、善玉菌の代表とされる乳酸菌は、腸のなかを酸性にします。有害な微生物の多くは酸性の環境で生きられません。そのため、乳酸菌には外来の有害な微生物からの攻撃を防ぐ作用があります。

しかも乳酸菌には、細胞壁に強力な免疫増強因子があって、それが腸にいる免疫細胞を刺激することもわかっています。

また、ビフィズス菌の菌体成分には、免疫力を増強する物質が含まれています。

このように乳酸菌やビフィズス菌は免疫力を高め、善玉菌と呼ばれるのにふさわしい働きをしています。

一方、悪玉菌が異常に増えてしまうと、免疫力が低下します。

悪玉菌は、動物性の脂質やたんぱく質を好物とします。これらを分解してさまざまな有害物質を生成します。それらが腸から吸収されると血液の質が悪くなり、さまざまな臓器が障害を受けることになります。

すると免疫力が低下し、感染症にかかりやすい状態がつくられます。高血圧や糖尿病、がんなどの生活習慣病を起こしたり、老化を早めたりもします。このため、悪者扱いされてしまうのが悪玉菌たちです。

しかし実は、悪玉菌も腸にとって必要な細菌なのです。たとえば、悪玉菌の代表として扱われることの多い大腸菌には、ビタミンを合成したり、他の有害な細菌が大腸に定着するのを阻止するなど、私たちを病気から守ってくれる働きも持っています。

また、ちょっと悪さをする細菌がいるからこそ、それらをのさばらせてはいけないと、善玉菌たちは一生懸命に働きます。腸にいる免疫細胞たちも、悪玉菌を増殖させせないために日々働いています。もしも悪玉菌がまったくいないようなことが起こったら、善玉菌も免疫細胞もだらけてしまって、自分の働きをまっとうできなくなるでしょう。

そもそも、悪玉菌が悪さばかりする細菌ならば、免疫に排除されるはずです。ところが、腸での棲息を許されています。これは、悪玉菌と呼ばれる細菌たちも、腸や免疫の強化に必要な働きをしていることを表しているのです。

問題なのは、悪玉菌を増やしすぎてしまうこと。異常に増えすぎてしまうと、有害物質をつくり出し、腸内環境の悪化や免疫力の低下を引き起こし、血液を汚すことになるのです。

その原因をつくり出すのが、毎日の食事です。悪玉菌のエサになるようなものばかり食べていたり、善玉菌のエサになるものを食べなかったり、バランスの偏った食事をしていると、悪玉菌がとたんに増えだします。

腸内フローラの勢力図は、毎日の食事によって変動します。その変化のスピードは速く、食事を変えるだけで、24時間で変化が起こってくることがわかっています。そして、2週間も続ければ菌交代が終わります。

２週間、悪玉菌を増やすような食事をくり返していたら、悪玉菌優勢の腸内フローラが築かれます。反対に、２週間続けて善玉菌を増やす食事をしたら、善玉菌優勢の腸内フローラに育てることができます。

善玉菌が喜ぶ食事は、日和見菌たちのよいエサにもなります。最大勢力の日和見菌の働きがよくなれば、腸内環境がよくなり、腸内フローラの多様性も豊かになります。免疫力も強化されます。自然免疫の働きもよくなって感染症にかかりにくくなります。獲得免疫を担当する免疫細胞の働きも強化され、暴走を起こすようなこともなくなるでしょう。

そうしたことを方向づけるすべてが、あなたが今日、今から食べる一食にあるのです。

では、どのようなものを食べると腸や腸内フローラによく、免疫力を高めていけるでしょうか。次章ではそのことについて一つ一つお話ししていこうと思います。

第2章

腸が喜び、免疫力が上がる！ 食べもの・食べ方

土つき野菜を選ぶことから始めよう

私たちの免疫力は、ウイルスや細菌、カビなどの異物がほどほどに侵入してくる環境のほうが高まることはお話ししました。

侵入者が来ると、腸内細菌は自分たちが暮らす環境を乱されるのを嫌って異物を攻撃し、自然免疫を担当する細胞も働きを活性化させます。それによって獲得免疫もいつでも動き出せるよう態勢を整えます。こうした連携が、強固な防衛システムとなって、私たちを守ってくれているのです。

免疫力とは、「生きる力」とも「生命力」ともいいかえられます。免疫力を低下させては、生きようという意欲も失わせることになります。これを防ぐには、「生命力を感じるもの」をもっと食べることです。それは、「大地が育てた動植物」ともいえるでしょう。

私は幼いころ、体のとても弱い子でした。田舎で育った私は、ヤギや鶏を自分で飼うようになり、自分でしぼったヤギの乳を毎日飲み、産みたての卵を食べるようになりました。戦後の食糧難の時代に少年期を過ごしましたから、自分でつくったキュウリやナス、トマトなどを畑からもぎとって洗うことなくかぶりつき、おやつ代わりにしていました。田畑にいるイナゴやタニシ、ドジョウ、カエルのほか、シメジなどのキノコ類や野イチゴやスカンポ（イタドリ）など野生の草や実も食べていました。

このように、自然の産物を丸ごと食べることが、病弱な私の心身を元気にしてくれました。そこには、土壌菌などの細菌がたくさん付着していたでしょう。

現代を生きる私たちに今こそ必要なのは、「土を食べる（Eat Dirt）」という発想です。これは、米国の医学界でも広がりを見せている考え方です。もちろん、道端の土を食べましょう、というのではありません。加工されたものではなく、土壌菌がいるような自然のものを食べる、ということです。自分の生命力が落ちているな、と感じるときほど土つき野菜を買ってきましょう。それを台所で洗うという過程で、多くの土壌菌が舞い散ります。それを吸い込めば自然免疫を刺激できます。土つき野菜は洗うのを大変に感じるかもしれません。その手間が免疫力を高めるために役立ちます。ネギやニンジン、イモ類など土つき野菜が売っていたらそちらを選ぶことから、ぜひ始めてください。

自然のなかでの食事こそ、最高のコロナ対策

昔は、人が食べるもののほとんどに、細菌やカビ、酵母などが付着していました。それらを食べものと一緒にとることで、常時、自然免疫を高めていました。

しかし最近では、農作物に殺菌剤や防カビ剤が使用されるようになっています。これによって、微生物をとり込む機会が減り、私たちの自然免疫力も低下しているのです。

私たちが求めた清潔な社会は、近年、行きすぎてしまっています。感染症を広げないために、身の回りを適度に清潔に保つのはよいことです。しかし、無菌化を求めて消毒剤や抗菌剤などを乱用すれば、自らの自然免疫力を低下させることになります。

私たちの体を構成する細胞や免疫システムは、1万年前のものとまったく変わっていません。現代の文明社会のように、自然と遊離した生活を送ると自然免疫は低下します。

反対に、1万年前の生活環境に少しでも戻すようにすると、体の反応は急速に元気になり、免疫力も高まることが、多くの研究でわかってきました。

コロナ禍の自粛期間中、多くのお店が閉まるなかで、自然のなかに出かけていく人が多く見られました。キャンプやバーベキューを楽しんだ人も多かったでしょう。お弁当を持って公園へ出かけた人もたくさんいたと思います。

あまりにたくさんの人が公園や山や海へ出かけたので規制されたりもしましたが、「生物としての人間」と考えれば、自然な感覚といえるでしょう。コロナ感染に不安を感じるからこそ、人は無意識にも自然と触れあうことで自然免疫を高め、予防しようとしたのだと思います。それは、ある意味、本能ともいえる行動ではないでしょうか。

自然のなかで深呼吸すれば、空気中に浮遊する土壌菌をたくさん吸い込むことができます。お弁当を広げれば、土壌菌を腸まで送り込んであげることもできます。それこそ、腸内細菌が喜ぶ食事です。

ふだんは自然と遊離した生活を送っていても、休日には自然のなかに出かけていって、自然のものたちと触れあい、土をいじり、お弁当を広げるような機会を増やしましょう。1万年前の原始的な生活環境で暮らすことはできなくても、ときどき、それに近い経験をすることが、自然免疫を高め、腸内フローラを豊かにするためには大切です。

自然免疫を高めるにはキノコがよい

なぜ、細菌やカビ、酵母などを適度にとり込む生活が、自然免疫の向上に役立つのでしょうか。

これらの細胞壁には、「β《ベータ》－グルカン」と呼ばれる化合物の分子が存在するからです。自然免疫は、その分子を認識し、強力な攻撃をしかけることで対処しています。病原性の強くない「チョイ悪菌」が入ってくるだけでも、自然免疫を担当する細胞がいっせいに動くのは、そこに存在するβ－グルカンに反応するためといえるでしょう。

この点を食事からつくっていくことができます。

それには、キノコを毎日食べることです。キノコも菌類の仲間で、β－グルカンが多く含まれています。

アガリスクや霊芝《れいし》などが、がん予防によいといわれるのは、β－グルカンが豊富で、免疫力の強化に働くと期待されるからです。ただし、それらは貴重で、なかなか手に入れにくいキノコです。自然免疫を高めるためならば、特別なキノコでなくても大丈夫です。マイタケ、シイタケ、エリンギ、ナメコ、ヒラタケなど、私たちがふだん食べるキノコにも、β－グルカンは含まれます。

大切なのは、毎日β－グルカンをとって、自然免疫を高めておくことです。

なお、β－グルカンの含有量がとくに多いキノコに、ハナビラタケがあります。１００グラム中約60グラムも含まれているといいます。この含有量は、キノコ類のなかでずば抜けて多い量です。しかも、ハナビラタケのβ－グルカンは、抗酸化作用が非常に強いとも報告されています。

ハナビラタケはかつて、「幻のキノコ」と呼ばれていました。夏から秋にかけて、北関東から北海道の山奥で育つ白いキノコで、サンゴのようなきれいな形をしています。登山家やキノコ愛好家の間で、見つけるのが難しいけれども、コリコリした食感がおいしいと人気です。

最近では、人工栽培ができるようになって、スーパーなどでもときどき見るようになりました。私もこれを見つけると、必ず買って帰るようにしています。

「冷凍キノコ」で自然免疫を手軽にアップ

キノコの種類は、日本だけでもおよそ2000種類もあるとされます。その種類によって、β-グルカンの量や性質は違ってくるとも見られています。

ただ、日常的にとるのであれば、くり返しになりますが、種類にこだわらずさまざまなキノコを食べましょう。シイタケやエリンギ、シメジ、エノキダケ、マッシュルーム、ナメコ、キクラゲなど、身近で手に入れやすいキノコをたっぷり食べることです。

β-グルカンは、自然免疫を担当する細胞のなかでもとくに「マクロファージ」という免疫細胞を刺激することが知られています。

マクロファージのマクロは「大きい」、ファージは「食べる」という意味です。その名が示すとおり、食欲旺盛の免疫細胞で、不要なものを食べまくって、分解していく働きを持ちます。その働きから「貪食《どんしょく》細胞」や「大食細胞」とも呼ばれます。

この免疫細胞は、病原性を持つウイルスや細菌を見つけると、どんどん食べつくすことで、病原体を排除していきます。病原体に感染して異常な状態になった自分の細胞や、がん細胞も食べます。「好中球」という免疫細胞の死がいも食べまくります。

マクロファージは、体に不要なゴミがたまらないよう、どんどん食べていってくれるのです。ですから、マクロファージの働きが悪くなると、体内に不要物がため込まれます。その蓄積が病気を起こす原因になってくることがわかっています。

よって、病気を遠ざけるには、マクロファージを活性化することが大事。わが家もキノコは、毎日のように食卓にのぼります。工場で栽培されるキノコは、価格も安定していて、家計に優しい食材であることも、うれしい点です。

そこで私は、キノコを安売りしていると、多くの種類をたくさん買ってきます。そして、石づきをとったり、食べやすい大きさに切ったりして、フリーザーバッグに入れて、冷凍庫にしまいます。

冷凍キノコをストックしておくと、手軽に自然免疫を高めていけます。味噌汁やスープ、野菜炒め、鍋料理など、何にでも加えることで、β-グルカンの摂取量を増やし、マクロファージを活性化するよう努めています。

食物繊維の不足分は、エリンギ2本で補える

キノコは腸内環境の改善にもとてもよい食材です。食物繊維が豊富だからです。

食物繊維には、水溶性と不溶性の2つのタイプがあります。水溶性の食物繊維は、水に溶けてドロドロになり、腸内細菌のとてもよいエサになります。不溶性の食物繊維は、水を含むと膨張して、強い繊維の力で腸のなかの不要物をからめとりながら、大便を大きくしていきます。

腸の働きにはいずれも重要な成分で、キノコには両方の食物繊維が含まれます。そのため、キノコを食べていると、腸内環境がとてもよくなっていくのです。

今、日本人の食物繊維の摂取量は、戦前の3分の1にまで減っています。このことが腸内環境を悪化させ、免疫力を低下させ、現代人に多い病気をつくり出している原因の一つになっていることは間違いありません。

生活習慣病の予防を考えれば、成人では1日に24グラム以上の食物繊維をとるのが理

想とされます。ところが実際の摂取量は、20歳以上で１日に平均15グラムと推計されます。とても少ないのです。そこで厚生労働省は、現実的な目標値として、成人男性は１日に21グラム以上（65歳以上は20グラム以上）、成人女性は18グラム以上（65歳以上は17グラム以上）と基準を設けています。

この改善にこそ、キノコが最適です。毎日の食事にキノコを加えれば、簡単に現実的な目標値を達成できるでしょう。たとえば、エリンギには１００グラム中４・３グラム、エノキダケには３・９グラム、シイタケには３・５グラム、マイタケには２・７グラムもの食物繊維が含まれています。

つまり、毎日の食事にエリンギを１００グラムほど加えれば、食物繊維の不足分を補うことができます。具体的には、太めのサイズで２本くらいです。この量を、毎日の味噌汁や炒め物に加えればよいだけです。繊維に沿って縦に手でさき、オーブンやグリルなどで焼いて醤油をたらして食べるのも、簡単でおすすめです。

なおキノコは、加熱して出てきたエキスも、しっかりとりましょう。前述のβ－グルカンは水溶性の性質を持っていて、水に流れ出やすいためです。

レンコンやヒラタケがマクロファージを元気にする

自然免疫を担うマクロファージは、「LPS（リポポリサッカライド）」という成分によっても働きを活性化させることがわかっています。

この研究をされているのは、新潟薬科大学客員教授の杣源一郎先生です。

LPSは「パントエア・アグロメランス菌（パントエア菌）」という細菌の細胞膜の成分で、これを摂取するとマクロファージの働きが高まることが、杣先生の研究によって明らかにされています。

パントエア菌は土壌菌の仲間。土で育つ野菜や穀類などに共生し、植物が土から栄養をとり込みやすくして成長を促進する、という働きを行っています。さらに植物の内部に入り込み、感染症を防ぐ働きもあります。LPSは、その細菌の細胞膜の表面に存在します。ですから、私たちがLPSを摂取するには、野菜や穀類などを食べるとよいことになります。それがマクロファージの活性化に役立つのです。

では、具体的にどのようなものを食べると、ＬＰＳの摂取量を増やせるでしょうか。

パントエア菌は、農薬を使うと減ります。農薬を多くまく畑ほど、土壌中の微生物も少なくなってしまうからです。ですから、できるだけ無農薬や減農薬で育てた農作物がよいのです。また、ＬＰＳは農作物の表面に多く存在します。皮ごと食べられるものは、よく洗って丸ごと食べましょう。


なお、野菜や果物の種類によって、その含有量は違ってきます。

『「免役ビタミン」のすごい力』（杣源一郎著、ワニブックスＰＬＵＳ新書）と『医者が教える免疫力を上げる食事術』（ＴＪＭＯＯＫ、宝島社）によれば、ＬＰＳはレンコンの節の部分に多く存在します。玄米や金芽米、ソバ、ジャガイモ、サツマイモ、シイタケ、キャベツ、レタス、白菜、小松菜、ツルムラサキ、ホウレンソウ、明日葉、ニンジン、大根、シシトウ、キュウリ、ピーマン、オクラなどにも豊富です。果物では、リンゴ、梨、バナナ、桃、イチジクなどに多く含まれます。

キノコではとくにヒラタケに多く、根菜のなかでとくに豊富なレンコンの12倍ものＬＰＳが含まれているということです。

発酵食品を食べると腸内フローラが豊かになる

「免疫力を高めるには、発酵食品がよい」とよくいわれます。これも細菌の力によるものです。

日本は、世界有数の発酵食品大国です。気温や湿度などが発酵に適していたため、古来、多くの発酵食品が誕生しました。

そのおかげで、現代の私たちも発酵食品を日常的にとれます。発酵食品を食べれば、たくさんの細菌をとり込め、自然免疫が高まります。このことも、日本人に新型コロナでの死亡者が少ないことの一因になっているのではないか、と私は考えています。

しかも、発酵食品をとっていると、腸内細菌の働きが活発になります。それは、仲間の細菌が入ってくると、働きを活発化させる腸内細菌の性質によるものです。

さまざまな発酵食品を食べて、いろいろな細菌をとり込んでいくと、そのぶん、元気になる腸内細菌の仲間が増えて、腸内フローラの多様性を育むことができるでしょう。

ただし、発酵食品にいる細菌が、そのまま腸に定着するのではありません。腸内フローラの組成は、生後3年でほとんどが決まっています。

人は、母親の胎内にいるときには、無菌状態です。それが出産と同時にたくさんの細菌と触れあい、細菌との共生を始めます。腸も、多くの細菌をとり込んで、腸内フローラの一員としていきます。しかし生後3年を過ぎると、その後はどんなにすばらしい細菌が入ってきても、通常は腸にすまわせることはなくなります。つまり、生後3年でどれだけ多くの細菌と触れあって多様性を築けるかが、その後の健康状態を左右する腸内フローラの組成を決めることになるのです。

そうして築かれたのが、約２００種１００兆個の細菌がいるとされる腸内フローラです。そのなかで、どんな細菌が元気に働いているかは、日々私たちが食べるもので決まってきます。発酵食品を食べ、よい菌をたくさん腸に送り込んであげれば、腸にいる仲間の菌を活性化できます。土壌菌を送り込めば、腸の最大勢力の日和見菌が数を増やします。善玉菌が優勢で、多種多様な日和見菌がよい働きをするようになると、悪玉菌はおとなしくなり、腸内環境が整って、免疫力が総じて高まっていくのです。

日本古来の発酵食品が「マイ乳酸菌」を活性化する

腸内環境を整える善玉菌の代表が、乳酸菌です。

赤ちゃんのころに腸にすみついた自分の乳酸菌を「マイ乳酸菌」と、私は呼んでいます。私には私の、あなたにはあなたの「マイ乳酸菌」がいます。

乳酸菌と一言でいっても数百種類もいて、種類によって働きも違ってくることがわかっています。このうち、どんな菌がマイ乳酸菌になっているのかは、人によって異なります。マイ乳酸菌が何種類いるのかも、成育環境などによって違ってきます。

免疫力を高めるためには、そのマイ乳酸菌全体を増やせるような食事が効果的です。

おすすめは、日本古来の発酵食品を食べることです。味噌や醤油、酢、納豆、ぬか漬け、漬け物、甘酒など、日本人が昔から食べつないできた発酵食品です。私たちのマイ乳酸菌は、親から子へ受け継がれてきたものが多いからです。そうした発酵食品を日常的に食べることで、マイ乳酸菌を増やしていけるでしょう。

しかも、日本古来の発酵食品は植物性のものが多くなります。それをつくる植物性乳酸菌は、胃酸に強く、生きたまま腸に届く性質を持つものが多いのが特徴です。生きたまま腸に届いて、マイ乳酸菌の活性化に働いてくれるのです。

とはいえ、流通している醤油などは、品質を保つために出荷前に殺菌されているものがほとんどです。こうしたものでも、マイ乳酸菌によい影響を与えられるでしょうか。

答えは、イエスです。仲間の細菌がエサとし、繁殖していた溶液は、腸にいるマイ乳酸菌のとてもよいエサになります。

もちろん、乳酸菌が生きたまま腸に入ってくれれば、マイ乳酸菌の活性化にダイレクトに働き、なおよいでしょう。けれども、菌が死んでいたとしても、仲間がつくった発酵食品は、エサとしてマイ乳酸菌の活性化に役立つのです。

ですから、毎日の調理に醤油や味噌、酢、みりん、酒など日本の調味料をなるべく使うようにするだけでも、腸内フローラの活性化には役立ちます。和食で使われる調味料のほとんどは発酵食品です。日本人に長寿者が多い理由の一つは、調味料などからも、マイ乳酸菌のエサになる発酵食品を日々とれることにもあるのでしょう。

しっかり熟成している味噌が自然免疫を高める

日本人が昔から食べてきた調味料のなかで、腸内環境を整えるために、とくにおすすめしたいのが、味噌です。

味噌は、平安時代に生まれたとされます。当初は、身分の高い貴族だけが食べられる貴重品でしたが、大豆の生産量が増えるとともに、味噌も武士から農民へと広がり、江戸時代には味噌汁が広く庶民にも食されるようになりました。

長い歴史とともに、日本人の腸の健康を支えてきた食材の一つが味噌といえるでしょう。

味噌は、大豆、塩、米、麦を原料に麹菌を発酵させてつくります。その過程で、乳酸菌や土壌菌など多くの細菌が繁殖して味噌をおいしく熟成させていきます。

ですから、味噌はしっかり熟成されているものほど、マイ乳酸菌の活性化にも、腸内フローラの多様性を育むためにもよいといえるでしょう。

ただ最近は、流通中の品質を保つために、殺菌して出荷される味噌も多くなっています。短期間で出荷できるよう細菌による発酵もそこそこに、アルコールや酒精を添加するものもあります。

こうした味噌は安価です。しかし、菌は生きていません。先ほど、菌が殺されていても、仲間がつくり出した溶液は、マイ乳酸菌のよいエサになるとお話ししました。でも、味噌は生きた菌を摂取できるいちばん手軽な発酵食品です。菌が生きている味噌を食べれば、マイ乳酸菌や多くの日和見菌をダイレクトに活性化できます。何よりも、多くの菌をとり込むことで、自然免疫を高められるでしょう。

私たち日本人は、味噌を毎日食べることで、生きた菌を腸に送り込み、自然免疫を高めることができています。このせっかくの機会を最大限に生かしましょう。それにはしっかり熟成され、多くの菌が生きている味噌を選ぶことです。

腸によい味噌選びのポイントは２つ。１つめは、原材料が「大豆、塩、米もしくは麦」だけであること。２つめは、パッケージに小さな空気穴が開いていること。菌の生きている味噌は、流通中も発酵を続けていて、その間にガスが発生します。このガスを逃がすために、菌が生きている味噌には、パッケージに空気穴がついているのです。

ヨーグルトは、菌が生きて届かなくてもいい

腸の善玉菌として、とくに重要な役割を果たしているのが乳酸菌やビフィズス菌です。

これらの善玉菌を手軽にとり入れる食品としては、ヨーグルトが人気です。

ただ、ヨーグルトにいる乳酸菌やビフィズス菌は胃酸に弱く、9割が腸に届く前に死んでしまいます。そこで最近は、「菌が生きて腸に届く」というヨーグルトが増えています。胃酸に強いタイプの乳酸菌やビフィズス菌を選んでつくられたヨーグルトです。

しかし前述したように、人にはそれぞれ「マイ乳酸菌」がいます。「マイビフィズス菌」もいます。生後3年で築かれた腸内フローラの組成に入っていない菌は、それがどんなにすばらしい細菌であっても、体外に出されてしまいます。

菌が生きて腸に届いたとしても、相性があわなければ、腸で働くのは難しいのです。

とはいえ、ヨーグルトが腸内環境の改善に役立たないわけではありません。仲間の菌がつくった溶液が腸に届くことで、善玉菌のエサになるからです。現在はさまざまな商

品が流通していて、価格にもだいぶ違いがありますが、ここを目的にヨーグルトを食べるならば、種類にあまりこだわる必要はないでしょう。

一方、生きて腸に届く菌の恩恵を受けるためにヨーグルトを食べたいならば、１つの商品を２週間続けて食べてみるとよいと思います。結果、便通がよくなり、大便やオナラがあまり臭くなくなり、肌の状態が改善されてきたと感じるならば、その商品にいる有用菌は、あなたのマイ乳酸菌の活性化に役立っているのでしょう。反対に、変化がなかったり、腹痛や下痢が起こったりするならば、あなたの腸に適していない証です。

ただ、通常のヨーグルトは１～２種類の細菌でつくられているため、自分の腸内フローラの組成にあったものを探すのがなかなか大変です。

私は最近、ケフィアヨーグルトを食べています。ケフィアとはロシアのコーカサス地方の伝統的な発酵乳で、乳酸菌に加えて酵母も含まれます。そこには30種類以上もの微生物がいて、私の腸にあっているとわかります。牛乳に種菌を入れて一晩置けばつくれるのも、簡単でよいところです。おなかの調子がよくなれば免疫力も上がりますので、自分にあった発酵食品を見つけて、食生活に積極的にとり入れていきましょう。

納豆菌は生きて大腸まで届く

乳酸菌でもビフィズス菌でもない、枯草菌《こそう》で腸内環境を改善していこうと「枯草菌サプリメント」を販売しているのが、カルピス株式会社です。

カルピス社の研究者が注目したのは、枯草菌C－3102株です。

枯草菌の特徴は、かたい殻に覆われていること。そのため、胃酸など過酷な環境下でも生き抜くことができ、ほとんどが大腸まで届きます。そして、大腸内で殻を破って、乳酸菌やビフィズス菌などの善玉菌を増殖させる作用が期待できるということです。

こうして読むと、枯草菌が特別な菌のように思えるかもしれません。しかし実は、枯草菌も土壌菌の仲間で、自然界でごくふつうに見られる菌なのです。

納豆菌も枯草菌の一種です。日本産の藁には、1本に1000万個もの納豆菌が休眠したような状態で付着しています。その藁で蒸した大豆を包むと、納豆菌が大豆にうつって増殖し、発酵することで、納豆はつくられていました。現在、私たちが食べる納豆は、藁を使わず、工場で大量生産されたものがほとんどですが、それでも蒸した大豆を納豆菌で発酵させるという方法は同じです。

日本人は昔から納豆を食べ、健康を増進させてきた歴史があるので、「納豆は体によい」と経験的に知っています。江戸時代の書物『本朝食鑑』（1697年）にも納豆は「腹中をととのえて食を進め、毒を制す」と記されています。ただ、納豆の栄養や健康作用についてはわかっていても、納豆菌の何がよいのかはわかっていませんでした。

近年の研究により、腸内環境を整えるには、土壌菌の働きが重要であることが明らかになっています。腸のなかでとくに数の多い、フィルミクテス門もバクテロイデス門も土壌に広く分布し、日和見菌に該当する菌たちです。ちなみに、納豆菌はフィルミクテス門に属します。私たちが納豆菌など土壌菌を摂取すると腸内環境がよくなるのは、腸のなかの最大勢力である日和見菌が刺激されるからだったのです。

しかも、納豆は、腸の善玉菌を増殖させる作用が高いとわかっています。最近の研究では、納豆、ぬか漬け、キムチ、サツマイモのなかで、納豆がもっともビフィズス菌を増やしたという結果が報告されています。

納豆菌ががんや風邪を予防する

新型コロナのニュースが連日報道されるなか、納豆の売り切れが続いたことがありました。「コロナに効く」という情報が広がり、大量買いした人たちがいたためです。その後、この情報がデマだったと報道され、今では平常どおりに買うことができます。

ただ、新型コロナに限らず、納豆が感染症予防によいというのは、間違ったことではありません。納豆に免疫力を高める働きがあるのはたしかなことです。

第一には、前述したように、腸内環境を整える働きがあります。マイ乳酸菌やビフィズス菌を増やす作用も期待できます。これらの善玉菌には、免疫細胞の働きを増強する作用があることもお話ししたとおりです。

第二には、納豆菌にはNK(ナチュラルキラー)細胞を活性化する働きがあると見られています。

NK細胞は、自然免疫を担当する重要な免疫細胞です。体内をたえずパトロールして、ウイルスなどの病原体やがん細胞などを見つけては、次々に倒していきます。また、ウイルスに感染した細胞を壊す働きもあります。

ウイルスは、宿主の細胞をのっとっては自分のコピーをつくり出していきます。その材料に使われるのが、のっとられた細胞と細胞膜です。１個の細胞からは数千という新たなウイルス粒子が飛び散り、新たな細胞へ次々にとり着いていきます。

これを放置しては、人は生命を維持できません。そこでＮＫ細胞は、ウイルスを見つけしだい倒していくとともに、ウイルスに感染した細胞を「自殺」に追い込んでいくのです。細胞の自死は、個体をよりよい状態に保つために組み込まれたプログラムで、「アポトーシス」といいます。ＮＫ細胞は、ウイルスに感染した細胞にアポトーシスを起こさせることで、ウイルスの増殖を防ぎます。

ＮＫ細胞は、少なくても50億個、多い人では１０００億個も体内に存在します。ＮＫ細胞の数が多く、働きも活性化されている人ほど、風邪などを発症しにくく、がんなどにもなりにくくなります。そのＮＫ細胞を活性化させる働きが、納豆菌にはあると考えられているのです。

「健康によい食品」も食べすぎれば害になる

どんなによい食品も、それればかり食べたり、一度に大量に食べたりしてはいけません。食品は、それぞれ特徴ある成分を持ちます。ほどよく食べていれば体内で効果的に働いていたものが、偏った食べ方をすることで思わぬ弊害が生じることもあるからです。

最近、腸の健康を乱す「ＳＩＢＯ（シーボ）」という病気が注目されています。日本語では「小腸内細菌異常増殖症」といいます。

小腸のなかで腸内細菌が異常に増えてしまう病気で、それによって大量のガスが小腸で発生します。こうなると、下痢や便秘、腹痛、お腹のハリ、たくさんのオナラを起こすようになってしまいます。

原因の一つは、腸内細菌のエサになるものを食べすぎることにあります。

腸には、平均して２００種１００兆個の腸内細菌がいるとされますが、ほとんどは大腸にいて、小腸で働くのは２０００億個ほどです。ところが、腸内細菌のエサになるものを一度に大量に食べたり、そればかり食べていたりすると、大腸の腸内細菌が増えすぎて小腸に上がってきて、小腸内の細菌が増えすぎてしまいます。

こうなると、小腸のなかで腸内細菌が暴れ出します。最近、患者数を増やしている「過敏性腸症候群」もＳＩＢＯが関係していると見られています。毎朝、電車のなかで下痢痛を起こすことが多く、別名を「各駅停車症候群」ともいいます。

納豆は腸にも自然免疫の強化にもよい食品ですが、食べすぎればＳＩＢＯを引き起こす心配があります。適量は１日に１パックと考えましょう。「免疫力を高めたいから」と大量に食べすぎれば、腸をかえって傷めることになりかねません。

なお、納豆には「ナットウキナーゼ」という酵素があります。これには血栓（血の塊）を溶かす働きがあるとされます。ナットウキナーゼをつくるのは、枯草菌のなかでも納豆菌だけです。一方、納豆はビタミンKを多く含みます。ビタミンKには血液を固める作用があります。どちらも人の体に必要な成分で、適量を食べていてこそバランスよく体内で働くことができます。人の体とは複雑であり、単一の食品ですべてを補うことはできないということを覚えておいてください。

「色み」「香り」「辛み」「苦み」の強い野菜を食べる

自然免疫には、もう一つ、主要メンバーがいます。「好中球」です。

免疫細胞は、「顆粒球」「リンパ球」「単球」の3つのグループにわかれます。前述のNK細胞はリンパ球の仲間で、マクロファージは単球の仲間。そして、好中球は顆粒球の仲間です。この3つの免疫細胞が、自然免疫チームを構成する主なメンバーです。

顆粒球とは、細胞のなかに殺菌作用のある小さな粒（顆粒）を持つ免疫細胞です。このグループには、好中球のほかに「好塩基球」と「好酸球」もいますが、顆粒球のうち約80パーセントが好中球であることから、「顆粒球＝好中球」と扱われることもあります。

好中球の働きは、主に細菌やカビを処理することです。マクロファージはなんでも食べる大食家ですが、好中球は細菌やカビを中心に破壊します。細菌など粒子の大きい異物が侵入してくると、丸ごと食べ、分解していきます。

その分解に使われるのが、顆粒に入った消化酵素と「活性酸素」です。活性酸素は酸化力の強い物質で、その作用は酸素を大きく上回ります。

酸化とは劣化することで、もとのきれいな物質とはまるで違うように老化することです。ですから、活性酸素が外敵に向けられるときには、心強い〝武器〟になります。しかし、大量に発生しすぎると、体の細胞も傷つけて、老化させます。現代人に多い病気と老化現象のほとんどは、活性酸素が原因になっていることがわかっています。

活性酸素は諸刃の剣です。体に必要だけれども、過剰に発生しすぎると病気や老化の原因になってしまう。ところが、現代社会は活性酸素を発生させやすい環境にあります。ですから、現代に生きる私たちは、「活性酸素を消去させる」ということを、自ら熱心に行っていく必要があります。これも食事で実践していくことができるのです。

そのためには、「色み」「香り」「辛み」「苦み」「渋み」「えぐみ」などの強い野菜や果物を食べることです。こうした特徴のある植物性食品には、活性酸素を消去する「抗酸化成分」が豊富に含まれます。その成分を「フィトケミカル」といいます。

「フィト」とは、ギリシャ語で植物、「ケミカル」は化学物質という意味。つまり、フィトケミカルとは植物性の化合物のことで、強い抗酸化力を持っているのです。

7色の野菜をそろえて食べよう

「健康のために、野菜をたくさん食べましょう」とよくいわれます。それは、フィトケミカルをしっかりとるためでもあります。フィトケミカルには、活性酸素を無害化する働きがあります。

人間の体には、エネルギー源になる糖質・脂質・たんぱく質の3大栄養素のほかに、体の調子を整えるビタミン・ミネラルを加えて5大栄養素が必要とされます。最近では、腸の働きに不可欠な食物繊維を「第6の栄養素」、そしてフィトケミカルを「第7の栄養素」とも呼ぶようになっています。

この第7の栄養素とされるフィトケミカルの摂取量が、現代人の免疫力や病気の有無、老化の状態に大きく関与してきます。

ただし、一言でフィトケミカルといっても、その種類はわかっているものだけで1万種もあるとされます。また、最大の健康作用は抗酸化力ですが、種類によってそれぞれ違った健康効果も持っています。

ですから、多種多様な健康効果を得るには、さまざまな野菜や果物をとることが大事です。おすすめは、7色の野菜や果物をそろえて食卓にのせること。そうすることで、バランスよくフィトケミカルを摂取できるでしょう。

◎トマト、スイカ、柿、グレープフルーツ（紅肉種）、唐辛子、赤パプリカなどの「赤いフィトケミカル」
◎ニンジン、カボチャ、ミカン、メロン（赤肉種）などの「橙のフィトケミカル」
◎トウモロコシ、玉ネギ、レモン、ゴールドキウイなどの「黄のフィトケミカル」
◎モロヘイヤ、ブロッコリー、オクラ、春菊、明日葉などの「緑のフィトケミカル」
◎ナス、黒豆、ブルーベリー、赤シソ、紫キャベツ、ブドウなどの「紫のフィトケミカル」
◎ゴボウ、ジャガイモ、バナナ、緑茶、紅茶、コーヒーなどの「黒のフィトケミカル」
◎大根、キャベツ、スプラウト、ニンニク、長ネギなどの「白いフィトケミカル」

外食が続くなら、サラダバーのあるファミレスへ

好中球は自然免疫の一員として重要ですが、数を増やしすぎると活性酸素の発生量も多くなり、健康を損なう原因になってしまいます。ところが、現代の生活は、好中球を生み出しやすい環境にあります。

理由の一つは、ストレスです。強いストレスを受けると、体内は興奮状態になり、好中球が増えます。こうなると、発生する活性酸素量も多くなりすぎてしまうのです。

好中球は主に細菌に対応する免疫細胞です。数が増えすぎてしまうと、腸や胃、口内、鼻腔、耳、皮膚など、共生菌がいる場所に過度に集まっていきます。そして、そこの組織を活性酸素によって攻撃し、炎症を引き起こします。たとえば、十二指腸潰瘍、潰瘍性大腸炎、クローン病、痔、胃潰瘍、歯周病、突発性難聴、肌荒れなどです。

これらは、ストレスを強く感じているときに起こりやすい病気です。仕事が忙しくて睡眠時間を削って働いていたら突発性難聴になった、夫婦関係に悩んでいたら胃潰瘍に

なった、寝不足の生活を続けていたら肌荒れが悪化した、という話はよく聞くところです。また、安倍晋三・前総理大臣も潰瘍性大腸炎の悪化によって辞任しました。極度のストレス状況にいたことが原因です。

そうしたとき、共生菌が多くすむ場所で過度に増えすぎた好中球が活性酸素を使って組織を攻撃し、炎症を引き起こしてしまっているのです。

だからこそ、私たちにはフィトケミカルが必要です。ストレスを感じているときほど、「色み」「香り」「辛み」「苦み」「渋み」「えぐみ」の強い野菜を食べてください。

もしも、忙しくて外食が多いときには、サラダバーのあるファミレスに行き、サラダをたっぷり食べるようにしましょう。ポイントは、前項で紹介したように７色の野菜をそろえてお皿にのせること。生野菜も蒸し野菜もどちらも食べましょう。それだけでも、活性酸素の害を防いでいくことができます。

フィトケミカルを手軽にとりたいなら、ミニトマトがおすすめです。トマトの赤い成分のリコピンには、抗酸化力に優れたビタミンＥの、およそ１００倍もの作用があると知られています。しかも、ミニトマトにはトマトの１・８倍ものカロテンが含まれています。

ニンジン、カボチャで自然免疫も獲得免疫も高める

免疫力を高めるフィトケミカルとして知られているのが、「β-カロテン」です。

β-カロテンはニンジンやカボチャ、唐辛子などに含まれる橙色の色素成分です。ホウレン草やモロヘイヤ、ケール、シソなどに多く、ミカンやスイカなどにも豊富です。

このフィトケミカルは、体内でビタミンAに変わり、NK細胞やマクロファージの活性化に働くとされています。つまり、右記のような野菜や果物をふだんから食べておくと、自然免疫の強化に役立つと考えられるのです。

しかも、β-カロテンは、獲得免疫グループの主力であるT細胞を活性化するとも見られています。がんの人のための有名な食事療法「ゲルソン療法」では、ニンジンなどを使った野菜ジュースを毎日2リットル以上飲むことがすすめられています。これは、β-カロテンによってT細胞の働きを高めることを期待してのことでしょう。

なお、β-カロテンはカロテノイドの一種で、その仲間は自然界に約200種もある

と見られています。なかでも体内でビタミンＡに変換されるものは、「プロビタミンＡ」と呼ばれます。βｰカロテンのほかには、αｰカロテンやクリプトキサンチンなどがあります。αｰカロテンはニンジン、インゲン豆、ニガウリ、枝豆などに、クリプトキサンチンは柑橘類、赤ピーマン、パパイヤなどに豊富です。

ちなみに、プロビタミンＡにはレチノールもあります。レチノールは、動物性食品に多く、とくに鶏や豚のレバー、あんこうの肝に豊富です。うなぎにも多く含まれます。滋養強壮にレバーやうなぎを食べたくなるのは、レチノールを摂取することで、免疫力が総じて高まり、生命力が養われていくと体が感じることも大きいのでしょう。

プロビタミンＡは脂溶性であり、熱に強い性質を持っています。油で炒めたり、肉と一緒にスープにしたりすると、吸収率を高められます。

また、ビタミンＣやビタミンＥと一緒にとると、美肌によいとされます。ビタミンＥも非常に抗酸化作用が高く、ナッツ類やアボカド、ホウレン草、カボチャに豊富です。

なお、脂溶性の栄養素は体の脂肪に蓄積されやすく、サプリメントなどの形で、単一成分を大量にとると過剰症を起こす危険性があるので注意しましょう。

アボカドで血管のお掃除を

抗酸化力が非常に強いと知られる栄養素に、ビタミンEがあります。フィトケミカルの抗酸化力を表す際、「ビタミンEの〇〇倍」とよく示されますが、それはビタミンEの優れた作用を示すものでもあります。

人が生きている限り、体内では活性酸素が発生し続けます。活性酸素は、免疫の働きの一部であり、必要なものです。また、呼吸でとり込む酸素も、約2パーセントが活性酸素に変質します。しかし、その活性酸素が細胞の劣化を引き起こし、人を老化に導くのも事実。それによって免疫組織や免疫細胞も酸化させ、免疫力を低下させることになります。ですから、私たちは日々、抗酸化成分をとっていくことが大事です。

その代表とされる成分が、ビタミンEです。ビタミンEは体のなかを巡り、活性酸素にすかさずくっついて、細胞が酸化するのを抑えてくれます。これによって、細胞劣化も免疫力の低下も防いでいけるのです。

また、血液をサラサラにして血行をよくする働きもあり、「血管の掃除屋」ともいわれています。この血行促進の作用により、肩こりや冷え性、頭痛をやわらげる作用も期待できるでしょう。

ビタミンEが豊富な食品の一つにアボカドがあります。「体調が優れない」「気持ちを明るくしたい」と感じるときにはとくに、アボカドを半分ほど食べるとよいと思います。

なお、アボカドには、オレイン酸も多く含まれます。オレイン酸は酸化しにくく、体内でも合成される脂肪酸です。この脂肪酸には、動脈硬化や心臓病、高血圧などを防ぐ作用があるとされています。

ただ、脂肪酸が豊富なぶん、カロリーの値も高くなります。この点を気にして食べないようにしている人もいるようですが、アボカドは食物繊維も豊富なため腹持ちがよく、食後の満足感も増します。コレステロールの吸収を阻害するβ‐システロール、脂肪の分解に働くビタミンB2も含まれるので、ダイエットによい食品でもあるのです。

私は、アボカドを薄切りにして、ワサビ醤油で食べるのがお気に入りです。トロッとした食感がワサビ醤油によくあいます。

地中海食を伝統とする地域に百寿者が多い理由

日本人の寿命は大きく伸びました。一方で、アレルギー疾患や糖尿病、高血圧症、動脈硬化症など「治りにくい病気」とつきあい続ける人も多くなっています。がんなどの闘病生活の末に亡くなる人も大勢います。

日本は世界一の長寿国であるけれども、健康なまま長生きしている人はとても少ないのです。その一因に、フィトケミカルの摂取不足があると私は考えています。

現代は食べものにあふれ、体を動かすだけの摂取カロリーは十分にたりています。けれども、老化を防ぐために必要なフィトケミカルの摂取量が大幅に不足しています。このことが免疫力を低下させ、「治りにくい病気」とつきあい続けなければいけない人を増やしているのだろうと考えられるのです。

世界的に長寿者が多い地域として、イタリアのアッチャロリという町が知られています。町の人口2000人のうち、300人が百寿者だそうです。

彼らの長生きの秘訣は、魚、オリーブオイル、ナッツ、野菜類を主体とした地中海食です。とくに注目すべきは、色とりどりの野菜や果物を毎日、たっぷりと食べることにあるでしょう。トマトやアボカド、ニンニク、ナス、ニンジン、オレンジ、レモンなどは、フィトケミカルの豊かな食品たちです。また、地中海食でよく使われるナッツや全粒穀物、ハーブ、スパイスなどにもフィトケミカルは豊富です。フィトケミカルをたっぷりとれる伝統的な食生活が、健康長寿を支えることは、間違いのないことです。

また、地中海食で使われるオリーブオイルには、30種類以上ものフィトケミカルとビタミンEが含まれます。オリーブオイルのなかでもとくに、「エクストラヴァージン・オリーブオイル」は、オリーブの果実を搾ってろ過するだけという昔ながらの製法でつくられていて、化学的な処理を行っていないこともあり、優れた抗酸化力を持ちます。この油の持つピリリとした刺激こそが、フィトケミカルを有している証です。

さらに毎日、適度に飲まれている赤ワインにも、抗酸化力に優れたポリフェノールというフィトケミカルが含まれています。ポリフェノールは色のついた果物や野菜に多く、ベリー類やコーヒー、玉ネギなどにも豊富です。

緑茶の渋みの成分に強力な抗酸化作用がある

日本人が伝統的に飲みつないできた緑茶にも、フィトケミカルは豊富です。緑茶のフィトケミカルは、カテキンというポリフェノールの仲間です。カテキンは、緑茶特有の渋みや色の成分です。

東北大学の栗山進一教授らの研究によれば、緑茶を1日5杯以上飲むグループは、1杯未満のグループに比べて、男性で12パーセント、女性で23パーセントの割合で、死亡（全死因）リスクが低くなっていました。疾病ごとにみると、循環器疾患でより強い関連が見られ、男性で22パーセント、女性で31パーセントも低下しました。

循環器疾患とは、心臓や血管などが正常に働かなくなる疾患。高血圧、心疾患、脳血管疾患、動脈瘤などです。こうした病気にも、活性酸素が影響していることがわかっています。活性酸素が血管を劣化させてしまうためです。

また、カテキンにはがん予防作用もあります。がん細胞は正常細胞が突然変異することで発生しますが、このときに活性酸素が関与するのです。カテキンはその強い抗酸化力で活性酸素の害を消すとともに、細胞の突然変異を抑える作用を持っていることが、多くの研究で明らかにされています。

この研究をされている静岡県立大学の富田勲教授は、「変異細胞になることを防ぐ効果」と「がん細胞になることを防ぐ効果」が、緑茶の種類によって異なることをつきとめられました。

それによれば、「変異細胞になることを防ぐ効果」のナンバーワンが粉茶で、「がん細胞になることを防ぐ効果」のナンバーワンが番茶です。玉露や上級煎茶のようなうま味の強い高級茶より、番茶や粉茶のような渋みの濃いお手頃価格の緑茶のほうが、渋みの成分であるカテキンが多く含まれるためでしょう。

さらに、カテキンには抗ウイルス作用や抗菌・殺菌作用があるとされています。そのため、風邪予防やインフルエンザ予防によいといわれます。しかも、緑茶にはマクロファージを活性化するＬＰＳも含まれていて、免疫力の強化にも期待できます。

なお、緑茶は変質しやすいため、入れたてを飲むことも大事なポイントです。

食卓は「コケコッコ」にならないように

好中球などの顆粒球は、寿命のとても短い細胞で1～2日で死んでしまいます。そのとき、細胞のなかの活性酸素が放出されます。数が増えすぎてしまうと、次々に好中球も死んでいき、大量の活性酸素が放出され、多くの細胞を破壊してしまうのです。

では、好中球を増やしすぎないためには、どうするとよいでしょうか。

リラックスすることです。好中球はストレス時に数を増やしますが、リラックスしているときには数を減らします。この増減は、自律神経の働きに関係しています。

自律神経とは、自分の意思と無関係に働く神経で、生命のあらゆる活動をコントロールしています。免疫システムも、自律神経の支配を受けています。

自律神経には、活動時に優位になる交感神経と、休養時に優位になる副交感神経があります。両者はいわばアクセルとブレーキのように拮抗して働いています。

交感神経は主に日中の活動中に優位になります。そのとき、好中球やＮＫ細胞の働きが活性化します。活動時には細菌やウイルスなどの異物をとり込みやすいからです。ただし、ストレスが過度になると交感神経も高ぶって、好中球を増やしすぎてしまうのです。

一方、副交感神経は主に夜間などのリラックス時に優位になります。このときには、病原体が侵入する機会は減ります。よって、好中球も数を減らすのです。

なお、自律神経には、食事中には交感神経が優位になり、食後には副交感神経が優位になるというリズムもあります。人は進化の過程にて、食事とともに病原体をとり込みやすい環境にいたことが関係しているのでしょう。

ただ、食事が「コケコッコ」になってしまうと、好中球を必要以上に増やしてしまう原因になってしまいます。ストレスが強くなるからです。

「コケコッコ」とは「孤食（1人で食事をする）」「欠食（食事を抜く）」「個食（同じ食卓でもそれぞれ違った食事をとる）」「固（粉）食（同じものばかり食べる、粉からできているものを食べる）」。これらの頭文字をつなぎあわせるとコケコッコとなります。子どもや独居者の食習慣の乱れを表す言葉ですが、現代を生きる私たちは誰もがコケコッコになりやすい環境にいます。こうした食事も活性酸素を増やす一因になるのです。

加工食品やレトルト食品が免疫力を低下させる

私たちが生きる文明社会が活性酸素を発生させやすい理由は、もう一つあります。1万年前になかった物質が身の回りにあふれていることです。

私たちの体の細胞や免疫システムは、1万年前から変わっていないことがわかっています。1万年前とは、人が大自然のなかで、裸同然の姿で自然のなかを駆け回って食糧を得ていた時代です。

免疫の初動は、非自己と判断するものを見つけることにあると前述しました。体のなかに非自己と判断される異物を見つけると、免疫システムの攻撃の対象とされるのです。このとき、活性酸素が発生します。異物の数が多ければ、発生する活性酸素量もそのぶん多くなります。1万年前になかったものも、免疫にとっては異物と判断されます。

現在、私たちが食べるものには、化学合成された食品添加物が多く含まれます。加工食品やレトルト食品、ペットボトル飲料などの原材料欄を見ると、それがよくわかります。化学合成品は１万年前になかったものです。それが腸に入ってきたとき、腸のなかで大量の活性酸素が発生します。腸には、人体の約７割もの免疫力が集まっているぶん、発生する活性酸素量も多くなってしまうのです。それによって腸内細菌も数を減らし、腸に存在する免疫細胞も免疫組織もダメージを負うことになります。

私たちが毎日使う水道水にも、塩素が含まれます。塩素は、水道水に混入してはいけない病原体を防ぐために必要です。しかし、世界一潔癖症の国である日本の水道水には、世界でいちばん多くの塩素が含まれています。その塩素も化学物質で、活性酸素を発生させる一因になります。農薬や大気汚染物質、たばこの煙なども活性酸素を発生させます。ダイオキシンなどの環境汚染物質もその原因になります。

さらに、電化製品から発せられる電磁波を浴びることでも、活性酸素は出ます。

こうしたものはすべて、文明社会がつくり出したものです。文明社会で生きる限り、体内では多くの活性酸素が発生してしまうのです。だからこそ、不要な発生は防ぐこと。そのためには、化学物質を含むような食べものや飲みものは、できるだけ避けること。腸を守って免疫力を高めるには、とても大切なことです。

「サラダを食べているから安心」とは思わない

コンビニやスーパーで売られているお弁当やおにぎり、菓子パンにも、保存料などさまざまな食品添加物が含まれています。また、腐敗菌の繁殖を防ぎ、品質を保つために、製造の過程で消毒剤なども使われています。こうしたものを食べれば、活性酸素を腸のなかで発生させる心配が出てきます。

だからこそ、コンビニで食事を買う際には、「健康のためにサラダを一緒に買う」という人も多いでしょう。最近では、30品目の野菜がとれるコンビニサラダもあります。消費者の健康志向の高まりが、メーカーを大きく動かしている現れでしょう。

ただし、それで「サラダを一緒に食べるから安心」と思わないことです。

大切なのは、「どんな調理をされた野菜を食べるか」です。

私も、出張で新幹線に乗るときや、東京に戻ってきたあとなどは、食事を簡単にすませたくて、お弁当やサラダを買うことがあります。

以前、東京駅構内の総菜屋さんで、サラダを買って食べると、舌にピリピリとした刺激を感じました。消毒剤の味を感じたのです。そこで後日、そのお店の様子をのぞいていたところ、店員さんがさまざまなところに消毒液を吹きかけているのが見えました。そのお店のショーケースには、健康的にもよく、おいしそうなサラダや総菜がたくさん並んでいました。でも、消毒剤が私たちの口にまで入ってきてしまったら、活性酸素を発生させる原因になってしまうのです。

そもそも、生野菜に豊富なフィトケミカルやビタミンは水溶性のものが多く、水洗いや調理などで損失しやすい性質を持っています。しかも、大量製造の過程で多くの栄養素が失われています。

そうした野菜を食べても、体が欲する栄養素を十分に得られず、活性酸素を中和することも満足にできないでしょう。食物繊維はとれますが、それ以上の健康作用を期待しにくい、ということです。そのうえ消毒剤や化学合成の食品添加物を使っていたら、活性酸素を発生させる原因にもなります。

そうしたサラダを食べても「安心」とはいえないのです。

総菜を買うならば和食がよい

コンビニやスーパー、デパ地下などのサラダを食べてはいけない、といっているのではありません。前述したように、私もときどき食べることがあります。

そうしたサラダを食べて「健康によいものをとった」と安心しなければよいのです。

私たちの体は、すべてがバランスの上に成り立っています。食事もそうです。活性酸素を出すものを食べてしまったら、一緒に、もしくは次回の食事で活性酸素を消すものをそれ以上にとることです。ここが大事なポイントです。

ところが、化学合成品を含む食品と一緒にコンビニなどのサラダを食べ、「野菜を食べたから大丈夫」と安心してしまうと、バランスを崩したままの状態は続いてしまいます。それでは、活性酸素の害が体に蓄積し、免疫力を低下させかねません。がんや生活習慣病、アレルギー疾患など現代人に多い病気とは、こうしたところからも起こってくるのです。

では、コンビニやデパ地下などで食事を買うとき、どんなことを意識するとよいでしょうか。

私は、生野菜のサラダを買うならば、温野菜を買います。加熱して食べる野菜からは、脂溶性の栄養素をとることができます。脂溶性とは、油脂に溶け出しやすい性質のこと。水には溶け出さないため、調理後に損失する割合が少なくてすみます。脂溶性のフィトケミカルにも、抗酸化作用に優れたものがたくさんあります。

また、「この食事では腸内細菌のエサをあげることを大事にして、水溶性のビタミンは次でしっかりとろう」と割り切って、食物繊維やオリゴ糖の多い料理を選んでもよいでしょう。たとえば、きんぴらごぼうや切り干し大根の煮物、ヒジキの煮物などです。和食の総菜には、食物繊維やオリゴ糖が豊富でおすすめです。

なお、市販のドレッシングは控えることをおすすめします。油についてはあとで詳しくお話ししますが、体内の炎症をうながす油が多く含まれるからです。私がサラダを食べるときには、塩コショウや、醤油、酢、レモン汁など好みの味をつけ、そこに亜麻仁油をたらすようにしています。

風邪の引き始めにはビタミンCがいい

抗酸化作用の高い成分の一つとして、ビタミンCが知られています。

「若返りにはビタミンC」とよく聞きますが、その理由の一つは、抗酸化作用で細胞の老化を抑えられるからです。肌の材料として重要なコラーゲンの合成にも、ビタミンCが欠かせません。

「風邪にはビタミンCがよい」ともよくいいます。マクロファージやNK細胞の働きを活性化させる作用があるからです。風邪の引き始めには、ビタミンCの豊富な野菜や果物をとることです。すると、自然免疫が働き、治りがよくなると期待できます。

また、ビタミンCはストレスの軽減にも役立ちます。ストレスを感じると、副腎という臓器からストレスに対抗するアドレナリンが分泌されます。これは、心拍数や血糖値、エネルギーの代謝を整えるホルモンで、その合成にはビタミンCが使われます。

ストレスは免疫力を低下させ、活性酸素を大量に発生させる原因になります。ですから、現代社会に生きる私たちはビタミンCを毎日、しっかりとることが大事です。

ビタミンCの含有量がとくに多い野菜は、パプリカ、ブロッコリー、ケール、モロヘイヤ、菜の花、カボチャ、ジャガイモ、サツマイモなどです。パプリカは、黄よりも赤のほうが含有量が少し多くなります。

これらの野菜は、パプリカ以外、通常は加熱して食べます。しかし、ビタミンCは繊細な性質を持つ栄養素で、熱に弱く、加熱すると壊れてしまいます。しかも、水に溶け出しやすい水溶性の性質を持っています。ですから、加熱をする際には、なるべく短時間にとどめ、茹でるよりは蒸すほうがよいでしょう。

ただ、ジャガイモやサツマイモなどに含まれるビタミンCは、でんぷんに守られていて、比較的熱に強いとされています。ビタミンCの補給に、ふかしいもはとてもよいでしょう。イモ類のなかでもサツマイモは、色が濃く、フィトケミカルも豊富です。

果物にもビタミンCは豊富です。イチゴならば、大粒を5つほどで1日の必要量を摂取できます。アセロラ、ミカンなどの柑橘類、キウイフルーツ、柿、バナナなどにも含まれます。果物は、手軽に食べられるので、ビタミンCの補給に最適です。

胃腸薬に頼る前に1日に4枚のキャベツを

キャベツも、ビタミンCが豊富です。キャベツの葉を生のまま4枚ほど食べれば、1日の必要量を賄えます。

しかもキャベツには、ビタミンUが含まれます。これは、キャベツ特有の栄養素です。ビタミンUには胃腸の粘膜を丈夫にし、潰瘍を防ぐ作用があります。キャベツのしぼり汁から発見されたことから、ビタミンUは「キャベジン」とも呼ばれます。有名な胃腸薬の名前にもなっているので、みなさんもよく知っているでしょう。服用する人もいると思いますが、キャベツに含まれるビタミンUは天然の成分で、胃腸の粘膜や保護に働きます。胃潰瘍や十二指腸潰瘍を防ぐ効果も期待できます。薬に頼る前にまず、食の改善から行っていきましょう。

ビタミンUの効果を得るためには、キャベツを生のまま、毎日食べることです。この栄養素も水溶性ですので、毎日、とることが必要です。

水溶性のビタミンは、体にためておけず、摂取後２〜３時間で排出されてしまいます。ですから毎日、必要な量をとることです。水溶性のビタミンの場合、体にためておけないぶん、とりすぎても過剰症になる心配はありませんので、毎日、しっかりとるように努めるとよいでしょう。

キャベツからビタミンＣやＵを手軽にとりたいならば、「食前キャベツ」がおすすめです。食前キャベツは、私が考えたネーミングで、食事のいちばん初めにキャベツを生のまま、生味噌をつけて食べる健康法。１日に葉を４枚以上（１００グラム程度）食べるのが理想です。生味噌を一緒にとることで、整腸作用をさらに高められます。

食事の前にキャベツを食べると、ダイエットにもなります。キャベツはほどよい硬さがあって、よく噛まないと飲み込めません。よく噛んで食べることで、満腹感が早く高まり、食事を食べすぎずにすみます。

しかも、キャベツには水溶性と不溶性の食物繊維がバランスよく含まれます。先に胃腸に食物繊維が入っていると、その後の食事でやってくるブドウ糖の吸収がゆっくりになって、余分なブドウ糖が脂肪となって体に蓄えられるのを抑えられるのです。

風邪予防には大根おろしを食べる

キャベツには、イソチオシアネートというフィトケミカルも豊富です。

イソチオシアネートの特徴は、強力な抗酸化作用とともに、抗がん作用もあると期待されています。抗菌作用にも優れていて、食中毒や風邪などの予防になります。ピロリ菌や大腸菌など、共生菌であるけれども増えすぎると悪さを始める菌の働きを抑えることも期待できます。血液をサラサラにして、動脈硬化を防ぐ作用もあります。

イソチオシアネートは、食べるとピリリと感じる辛み成分です。キャベツのほかにもブロッコリーや大根、白菜、スプラウト類など、アブラナ科の野菜にも豊富です。

この辛み成分は、加熱すると減ってしまいます。熱を加えると、辛みが減るのは、イソチオシアネートの減少を示しています。

ですから、イソチオシアネートを効果的にとるには、生のまま食べること。細かく切る、つぶす、すりおろすなど、野菜の細胞を壊すと辛みが強くなりますが、そのぶんイソチオシアネートの摂取量を増やせます。

キャベツの場合で考えれば、千切りにしたり、ミキサーでスムージーにしたりすると、イソチオシアネートの摂取量を多くできます。葉のまま食べる際には、繊維をすりつぶすようなつもりで、ピリリという辛みを感じるまでよく噛むとよいでしょう。

なお私は、イソチオシアネートの摂取のためには、大根おろしを活用します。

冬の風邪の季節は、大根の旬でもあります。風邪予防には、大根おろしを日常的に食べておくとよいでしょう。ただ、イソチオシアネートは揮発性のため、空気に長くさらしてしまうと減ってしまいます。ですから、大根をおろしたらすぐに食べるのがポイント。辛みは、大根の先端部分にいくほど強くなります。

しかも、大根にはアミラーゼやプロテアーゼ、リパーゼなどの消化酵素も多く含まれます。酵素とは、私たちの生命を維持していくために欠かせない物質。食べたものを消化吸収するのはもちろん、呼吸をしたり、筋肉を動かしたりなど、いっさいの生命活動に関与しています。酵素は体内でも生産されますが、年齢とともに生産量は減ってしまいます。大根おろしなどを食べて消化酵素を補うのは、腸にとってもよいことです。

排便力を高めるため、料理にゴボウを加える

水溶性の食物繊維は水を含むとドロドロになり、腸内細菌のとてもよいエサになります。善玉菌はもちろん日和見菌の多くも水溶性の食物繊維が大好物です。悪玉菌も水溶性食物繊維をエサとします。通常、細菌はエサになるものを得ると活動力を高めますが、悪玉菌は水溶性食物繊維をエサにしていると、異常に数を増やしたりせず、体によいことをたくさんしてくれるのです。

こうなると、善玉菌とのバランスもとりやすく、日和見菌も善玉菌に味方をして、腸内環境が総じてよくなっていきます。

水溶性食物繊維は、海藻類や果物に豊富です。とくに、ワカメや海苔、ヒジキ、メカブ、モズク、昆布などの海藻類は、毎日食べましょう。日本人の腸には、海藻の分解を助ける特別な腸内細菌がいます。この腸内細菌は、世界的に見てもめずらしいものです。日本人が長い間、習慣的に海藻を食べ続けてきたためなのでしょう。

また、納豆やオクラ、モロヘイヤ、里芋などネバネバする食品にも多く含まれます。

こうした水溶性食物繊維の豊富なものを日常的に食べていると、腸内細菌が短鎖脂肪酸をしっかりつくり出すようになります。それによって腸の働きが活性化し、免疫力も高まるのです。

一方、不溶性食物繊維は、水を含むと膨張して、腸のなかの不要物をからめとりながら大便のかさを増やす〝腸の掃除屋〟です。腸内がきれいになれば、前述のように血液もきれいになり、血液中を流れる免疫細胞も、腸管の免疫細胞も働きやすくなります。

不溶性の食物繊維は、キノコ類やイモ類、豆類に豊富です。野菜の多くにも含まれます。こちらもさまざまな食品からとるようにすることです。

なお、「ゴボウが便秘解消によい」と聞いたことがあるでしょう。それは、水溶性と不溶性の食物繊維がバランスよく含まれるからです。水溶性食物繊維が便をやわらかくして腸内の移動をスムーズにし、不溶性食物繊維が大便を大きくします。

便秘のときには、味噌汁やスープ、鍋料理、炒め物などにゴボウを加えて適度に食べるとよいでしょう。

長イモには「第三の食物繊維」が豊富

食物繊維には2つのタイプがあることを前述しましたが、最近、第三の食物繊維と呼ばれる栄養素が話題になっています。「レジスタントスターチ」です。

レジスタントは「消化されない」、スターチは「でんぷん」という意味で、日本語にすると「難消化性でんぷん」となります。

でんぷんは口からとり込まれると、真っ先に消化が始まってブドウ糖に分解され、吸収されます。しかし、レジスタントスターチはその名のとおり、腸で消化されない性質を持つでんぷんです。そのまま小腸を通り過ぎて、大腸まで届き、腸内細菌のよいエサになってくれるのです。

これによって善玉菌が増え、大腸のなかの環境が改善されます。すると、腸管の働きも促進され、便通がよくなります。

また、レジスタントスターチが腸内を移動していると、他の食物繊維と同様に、血糖値の上昇がゆるやかになります。このため、肥満や糖尿病の予防に役立つのです。

では、レジスタントスターチは、どのような食品を食べると得られるでしょうか。

含有量が多いのは、長イモです。長イモには、とくに豊富に含まれています。

ただし、長イモのレジスタントスターチは、加熱すると減少します。また、すりおろしても若干減ってしまいます。効果的に摂取するには、食べやすい大きさに切って、生のまま食べるのがよいようです。

サラダに加えればシャキシャキとした食感がおいしいですし、角切りや輪切りにしたものを醤油と酢で漬けても美味です。私はよく納豆とマグロと長イモの角切りをあえて、少し醤油をたらして食べています。

レジスタントスターチは、サツマイモやジャガイモ、インゲン豆、トウモロコシ、大麦などにも含まれます。こちらは、いったん加熱して火を通したものを、冷やすと含有量が多くなります。サツマイモやジャガイモなどは、食べやすい大きさに切って火を通したら、冷蔵庫で保存しておくのがおすすめです。それをサラダなどに加えて食べると、レジスタントスターチを手軽に摂取できるでしょう。

腸によい食事が「獲得免疫」を強化する

以上のようなことに気をつけて食事をしていると、腸の働きがよくなっていきます。腸の働きがよくなると免疫力が高まるのは、腸に免疫細胞が集中していることに加えて、免疫反応の起点となる「パイエル板」があるためです。パイエル板とは、リンパ小節が集合した腸管ならではの免疫組織です。

小腸は、絨毛《じゅうもう》という細かなヒダで覆われていて、絨毛の表面にはさらに細かな微絨毛がびっしりと生えています。パイエル板は、その絨毛の間に、ドーム型の形で点在しています。ちなみに、パイエル板がとくに多く存在するのが、小腸下部の回腸です。

パイエル板の外側には、「M細胞」という特殊化した細胞があります。M細胞には微絨毛がなく、薄い粘液で覆われています。ここに病原菌がやってくると、そのまま細胞内にとり込まれます。そうして細菌感染が確認されると、M細胞が短時間で増加することが知られています。

Ｍ細胞の内部では、マクロファージが待ちかまえています。マクロファージは、病原体を食べると、病原体の情報をとり出してＴ細胞に渡します。

私たちの免疫システムは、自然免疫と獲得免疫という２つのグループで構成されていることを前にお話ししました。ここからが獲得免疫の働きです。

獲得免疫の主要メンバーはＴ細胞とＢ細胞で、どちらもリンパ球です。

Ｔ細胞には、免疫全体の総司令官役の「ヘルパーＴ細胞」と、強い攻撃力で異物を倒しにかかる「キラーＴ細胞」がいます。マクロファージから情報を受けとるのは、このうちのヘルパーＴ細胞。ヘルパーＴ細胞は、その情報をＢ細胞に伝えます。すると、Ｂ細胞は病原体を倒すためにぴったりの武器をつくり出します。それを「抗体」といいます。一方、病原体などの異物を「抗原」といいます。Ｂ細胞は、抗原ごとにぴったりの抗体をつくる能力を備えている免疫細胞です。

獲得免疫が、免疫システムの本丸です。腸の働きが活性化されると、腸管に集まっている獲得免疫の働きも強化され、病気を治す力も高まるのです。腸によい食事をすると免疫力が高まるのは、獲得免疫の働きが強化されるためでもあるのです。

がん予防には1日1かけのニンニクを

獲得免疫の働きをよくするには、腸内フローラが善玉菌優勢に整っていることも重要です。乳酸菌の細胞壁にある免疫増強因子は、T細胞やB細胞を刺激し、働きを活性化させるからです。

今、日本人の2人に1人ががんになり、3人に1人ががんで亡くなるとされています。私たちにとって、がんは非常に身近な病気になっています。

がんも、免疫の低下によって起こる病気の一つです。私たちの体内では、一日に数千から1万個ものがん細胞が生まれています。がん細胞が成長して進行がんになるかどうかを決めているのが、免疫力です。

免疫細胞にとってがん細胞は異物。発見しだい、たたき殺していきます。ところが、免疫力が弱っていると、がん細胞を殺しきれず、腫瘍へと成長するのを見過ごしてしまうのです。

ただし、免疫細胞のがんをたたく力は、そもそもあまり強くありません。がん細胞とは、正常細胞が変異したもので、もともとは身内の細胞だからです。

しかし、生涯、がんにならない人も２人に１人います。その違いこそ、腸にあるといって過言ではないでしょう。腸で育ったＴ細胞やＢ細胞は、日々、病原体が侵入してくることで訓練されています。乳酸菌にも刺激されていて、がん細胞を殺す力が強くなっています。そうしてよく訓練されたＴ細胞やＢ細胞が働くことが、がん予防に重要です。

なお、食べものからがんを抑えていくことも大事です。

米国の国立がん研究所は、植物性食品ががんを抑えるという疫学調査を行い、がんを予防する食品をまとめて「デザイナーズフード・ピラミッド」をつくりました。そのナンバーワンが、ニンニクです。ニンニクに含まれるフィトケミカルには、「がん細胞を増殖させる新生血管の形成を抑制する」「がん細胞を自殺に導く」「活性酸素による遺伝子の損傷を防ぐ」「がんと闘うＴ細胞やＢ細胞などの免疫細胞の働きを活性化する」などの作用が明らかになっています。こうした作用を効果的に働かせるには、１日１かけ（約４グラム）のニンニクをすりおろしたり、焼いたりしてとるとよいでしょう。

アレルギー症状は短鎖脂肪酸で軽くなる

現代人に急増している病気に、アレルギー疾患があります。アレルギーも、免疫の低下が起こす病気です。

アレルギーとは、原因となる物質（抗原、アレルゲンとも）に免疫が過敏に反応する状態のこと。アレルゲンの多くは、体に攻撃をしかけてくるような性質を持っていないのに、獲得免疫が過敏に働いてしまい、攻撃をしかけます。その攻撃によって人の細胞も傷つき、炎症が生じます。それがつらい症状となって表に出てくるのです。

なぜこうしたことが起こってしまうのでしょうか。

免疫の初動は、自己か非自己かを選別することにある、と前述しました。

一方で「経口免疫寛容」という働きもあって、「自分にとって有益」もしくは「害がない」と判断すれば、異物であってもそれを受け入れる懐の深さも、本来は持っています。外敵の防御も重要な働きですが、「許す」という判断も免疫の大きな役割の一つなのです。この経口免疫寛容こそ、アレルギーを抑えるしくみです。

ところが、免疫力が低下していると、免疫の初動である選別能力も低下し、経口免疫寛容の働きも鈍ります。こうなると、人体に害をなさない花粉やダニ、食べもののたんぱく質などの異物に、免疫細胞が過敏に反応します。ヘルパーT細胞が統率力を失って、B細胞は抗体をつくり出し、キラーT細胞は強い力で攻撃をしかけてしまうのです。

「アレルギーは、免疫力が強く働きすぎることで起こる」と説明する専門家がいますが、これは違います。免疫力が強く、しっかり働いていれば、選別能力が鈍るようなことは起こりません。免疫力が弱っているために、まるで弱い犬がキャンキャンと見境なく吠えるように、無害な異物にまで反応してしまうのです。

このように免疫には、働きが低下することで症状を悪化させてしまうという一面があります。アレルギー症状を抑えるには、ここの改善が必要です。実は、そのためにも短鎖脂肪酸が重要です。水溶性食物繊維やオリゴ糖から腸内細菌がつくり出す短鎖脂肪酸には、免疫の過剰な反応を抑える作用があります。短鎖脂肪酸が吸収されて血液中をめぐっていると、免疫反応によって生じる炎症の激化を抑えることができるのです。

玉ネギやバナナが〝なだめ役〟の免疫細胞を増やす

免疫の過剰な反応を抑える役割を担っているのは、T細胞の仲間の「制御性T細胞（Tレグ）」です。Tレグには、キラーT細胞の働きを抑える作用があります。

キラーT細胞の攻撃力は強敵を倒すうえで欠かせません。しかし、キラーT細胞が働くと、炎症が激しくなります。しかも、ヘルパーT細胞の統率力が弱っていると、暴走しやすくなります。こうなると傷つく細胞が多くなって、症状が激しくなります。アレルギー症状もひどくなり、感染症にかかったときにも発熱や咳など重い症状が現れます。

しかし、短鎖脂肪酸が十分に血液をめぐっていると、これを抑えることができます。

T細胞がつくられる際、未熟な細胞から、キラーT細胞やヘルパーT細胞やTレグへと分化していきます。このときに短鎖脂肪酸が多いと、Tレグへ成長する細胞が多くなります。暴走しやすいキラーT細胞を、なだめてくれるTレグが増えるのです。

短鎖脂肪酸のなかでも、とくに酪酸が多いと、Tレグが多くなるとみられています。

酪酸は、善玉菌のなかでも主にビフィズス菌がつくります。

ビフィズス菌は水溶性食物繊維のほかに、オリゴ糖を大好物としています。オリゴ糖は玉ネギやゴボウ、エシャロット、ニンニク、アスパラガス、納豆、きな粉、バナナ、ハチミツなどに豊富です。こうしたものを日常的に食べておくと、酪酸の生成量が増えて、Tレグを多くできるでしょう。オリゴ糖は熱や酸に強く、胃酸や消化酵素によって分解もされず、大腸まで到達しやすい性質を持っています。

ビフィズス菌がいるのは大腸です。この菌は、酸素の多い場所では増殖できない性質を持っていて、腸の最奥で酸素の届かない大腸に棲息しています。オリゴ糖はその大腸まで分解されずに届き、ビフィズス菌のよいエサになってくれるのです。

実際、オリゴ糖を摂っていると、２週間後にはビフィズス菌が大幅に増加したという研究結果が報告されています。ところが、摂取をやめると1週間で戻ってしまいました。ですから、オリゴ糖は毎日とり続けることが大事です。

ただし、とりすぎてしまうとお腹が張ったり、便がゆるくなったりする原因になります。適量は人によって異なります。おなかの調子を見ながら毎日とるようにしましょう。

新型コロナ重症化の予防にビタミンDが大事

最近の研究では、ヨーロッパ20カ国で、血液中のビタミンDの値が低いと、新型コロナウイルスの感染率と死亡率が高いという報告がされました。とくにスペイン、イタリア、スイスの高齢者に、この傾向が強く見られたということです。

さらに、新型コロナウイルス感染の治療後の経過がよくない人に、ビタミンDの血中量の少なさが見られたとのことです。

こうした報告を受け、ヨーロッパの公的機関ではビタミンDの摂取をすすめる動きが見られるようになってきました。

ビタミンDが新型コロナを抑える働きについては、今後のさらなる研究が待たれるところですが、免疫賦活《ふかつ》作用、抗ウイルス作用、抗炎症作用を有していることがわかってきています。そのため、ビタミンDは、新型コロナだけでなく、風邪やインフルエンザ、肺炎などの悪化を防ぐ効果も期待できるということです。

このビタミンの大きな特徴の一つは、人間が自分の体内でつくり出せる、ということにあります。紫外線に当たることで、皮膚でコレステロールを原料につくられます。

なお、広島大学の研究では、波長が２２２メートルの紫外線に、新型コロナウイルスを不活生化する効果が見つかったと報告されました。これは紫外線照射装置を使った実験結果ですが、さらなる研究によって、人が日光を浴びることによる予防効果などもわかってくるかもしれません。

最近は、紫外線の害が強く問われ、日光を浴びることを極端に避ける人たちも多くなっています。しかし、免疫力を強化し、新型コロナ感染を予防するには、一日に20分ほど外に出る習慣を持つことも大事でしょう。

ただ、高齢になると、皮膚でのビタミンDの合成能力が落ちてしまいます。暑い盛りに外に出れば、熱中症の心配も出てくるでしょう。ですから、ビタミンDは食事から得ることも考えていきましょう。ビタミンDは、魚やキノコ類に多く含まれています。魚では鮭やイワシ、サンマ、カレイ、ブリ、しらす干しなど、キノコ類ではキクラゲやマイタケ、エリンギ、シメジなど。シイタケは天日干しにすると含有量を増やせます。

小麦粉のとりすぎが、腸の健康を悪くする

過敏性腸症候群など腸の不調に悩む人が多くなっています。その背景には、小麦粉のとりすぎがあると私は考えています。

問題となるのは、小麦粉に含まれる「グルテン」というたんぱく質です。グルテンは、パンをふわふわにしたり、麺をもちもちにしたりする物質です。そうしたおいしさをつくり出すために品種改良が進み、現在の小麦には昔のものより約40倍ものグルテンが含まれているとされます。

そのグルテンには、「グリアジン」というたんぱく質が含まれます。グリアジンには、小腸のなかで「ゾヌリン」という物質を放出させる働きがあります。このゾヌリンの濃度が高くなると、小腸の上皮細胞の結合部分（タイト・ジャンクション）がゆるみ、細胞と細胞の間にすき間が開きやすくなるのです。

このすき間は、内視鏡などを使っても見ることのできない微小なものです。しかし、

未消化のたんぱく質を通すことがあります。通常、たんぱく質はアミノ酸に分解されてから吸収されるのに、消化が十分でないまま、血液中に入り込んでしまうのです。食品のたんぱく質が血液中に入り込むと、免疫に異物と判断され、攻撃対象になります。これが食物アレルギーの原因になってくることもわかっています。

また、腸内細菌や腸のなかの腐敗物質などを通過させる可能性も高くなります。これらも、腸を抜け出して血液中に入り込めば、免疫の攻撃を受けることになります。

このように、腸の細胞の結合がゆるんで、腸からさまざまなものがもれ出しやすくなっている状態を、私は「腸もれ」と呼んでいます。

細胞間のすき間は小さなものですから、もれ出すのは少しずつです。ただ、そこをふさがない限り、じわじわともれ続けます。免疫はその異物の対応に追われ、いざ病原体が侵入してきたときに十分な力を注げなくなります。しかも、免疫が働けば、そこで炎症が生じます。腸もれが起こっている限り、じわじわと炎症が慢性的に続いて、細胞の劣化を起こしていきます。これが老化と病気の発症にかかわってくるのです。

こうしたことを防ぐには、小麦粉のとりすぎを改める必要があります。

パンやラーメンは週2回までにする

パンやうどん、ラーメン、パスタなどばかり食べてはいないでしょうか。朝はパンで、昼はパスタで、夜はラーメンと餃子だったという人もいるかもしれません。こうした食事をしていると、腸もれを引き起こす可能性が高くなります。

スイーツが大好きな人も注意しましょう。ケーキやクッキー、パイ、シュークリームなどもほとんどが小麦粉ですし、スナック菓子も小麦粉でつくられているものが多く見られます。

私たちのまわりには、小麦粉からつくられた食品があふれています。小麦粉食品は安価で、手軽に食べられて便利です。そのため、現代型の食生活に深く入り込んでいます。ですから、「完全にやめましょう」といわれても、難しいことはよくわかります。

パンやラーメンなどが大好きで「やめたくない」という人も多いでしょう。

腸のことを思うならば、できる限り控えたほうがよいのです。しかし、それは難しいという人は、腸の許容量を考えて、小麦粉食品をとるのは週２回程度にしておくとよいと思います。小腸の上皮細胞の新陳代謝は早く、わずか１～２日で新旧が入れ替わります。ですから、小麦粉をとるのが３～４日に１回程度にしておけば、タイト・ジャンクションがゆるむ心配も少なくできるでしょう。

同時に、腸もれの改善には、善玉菌優勢の腸内フローラをつくっていくことも欠かせません。腸内フローラが多様性に富み、なおかつ善玉菌優勢に整っていれば、ゾヌリンの分泌を抑えられるからです。そうすれば、細胞と細胞の結合がゆるむことがなくなります。反対に、腸内フローラのバランスが崩れ、悪玉菌が異常に増えるようなことが起こると、ゾヌリンの分泌量が増えてしまうこともわかっています。

なお、短鎖脂肪酸にも、腸もれを改善する効果があります。短鎖脂肪酸は腸のエネルギー源になるからです。短鎖脂肪酸が十分にあれば、活動のエネルギーを十分に得られて、新陳代謝もスムーズに行われ、タイト・ジャンクションがゆるむこともなくなるでしょう。また、短鎖脂肪酸には、粘膜物質であるムチンの分泌を促進します。腸壁からムチンが十分に分泌されると荒れた粘膜が修復され、腸管のバリア機能が強化されます。

サラダ油を使う人ほど、風邪を悪化させやすい

もう一つ、免疫力を整えるために大切なことがあります。油の選び方です。

サラダ油や紅花油、ひまわり油、綿実油、大豆油、コーン油などは、「リノール酸」という脂肪酸を主成分とします。リノール酸は、人の体に必須の脂肪酸です。不足すれば、正常な細胞膜をつくれなくなります。皮膚が荒れたり、毛が抜けたりもするでしょう。

しかし、必須脂肪酸もとりすぎれば害になります。

リノール酸は、細胞膜をかたくする性質があります。これによって丈夫な細胞膜ができるのですが、その摂取量が多くなりすぎると細胞膜の柔軟性が乏しくなるのです。

細胞膜は、細胞を守る働きのほかに、血液から栄養素をとり込み、細胞内の老廃物を出す役割があります。細胞膜がかたくなると、この働きがうまくできなくなります。

また、リノール酸は、体内で炎症をうながす作用があります。炎症は、細胞を劣化させる原因になりますが、一方で、病気を治すために必要な働きでもあります。

免疫システムのなかの獲得免疫が働くと、強い攻撃力で異物を排除していくことはお話ししました。このとき、炎症が激しくなります。

たとえば風邪を引いたとき、自然免疫の段階でウイルスを退治できれば、炎症は起こりません。起こったとしても、わずかな症状ですみます。ところが、自然免疫でウイルスを退治しきれないと、ウイルスは私たちの細胞をのっとり、数をどんどん増やします。こうなると、獲得免疫が出動します。獲得免疫は増えすぎたウイルスを強い力で攻撃するとともに、ウイルスに感染した細胞までも殺していきます。それによって炎症の症状も激しくなって、高熱が出て、咳が激しくなり、鼻水、鼻づまり、関節の痛み、めまいなどのつらい症状が出てくるのです。その症状が炎症です。

つまり、感染症で生じる炎症は、獲得免疫が働いていることの現れで、ウイルスを退治するには必要なものです。ただ、症状が激しくなりすぎると、私たちは非常につらい思いをしますし、悪化すれば肺炎など重篤な状態に陥ります。

こうしたことの予防策の一つとして必要なのが、油の選び方です。炎症をうながすリノール酸を日頃とりすぎていると、病気をしたときに症状が悪化しやすくなります。

調理にはオリーブオイルを使うとよい

では、リノール酸を含む油は、1日にどのくらいならとってよいでしょうか。

「ゼロ」がよい、と私は考えます。体のことを思ったら、サラダ油などは使わないほうがよいのです。リノール酸は必須脂肪酸ですが、野菜や肉、魚などあらゆる食材に含まれています。ですから、油からとらなくても、必要な量を十分にとることができます。

しかし、加熱調理には油が必要です。サラダ油などを使わないとなると、どんな油を調理用にするとよいでしょうか。

おすすめしたいのは、オリーブオイルです。オリーブオイルにもリノール酸は含まれますが、わずかです。オリーブオイルの主成分は、オレイン酸です。オレイン酸は、人の体内で合成できる脂肪酸ですが、食事によって体内量への影響をほぼ出しません。

また、オレイン酸の豊富な油は、保湿力に優れていることが知られています。その働きによって、腸を温めます。腸の蠕動運動をスムーズにして、腸内環境も整えてくれるでしょう。イタリアでは便秘予防には、この油をスプーン１杯飲むそうです。

ただ、一言でオリーブオイルといっても、種類はさまざま。使ってほしいのはエクストラヴァージン・オイルです。このオイルは、低温圧搾（コールドプレス）という昔ながらの製法でつくられ、酸度が０・８パーセント以下と規定されています。毎日の油が体内の炎症の度あいに影響すると考えたら、よいものを選ぶに越したことはありません。

なお、すべての油に共通することですが、大量生産された製品は、蒸気や溶剤などを使って精製していて、健康によい抗酸化成分や有効成分がとり除かれています。そのうえ高温処理する際に、「トランス脂肪酸」が発生しています。

トランス脂肪酸とは、欧米では「プラスチック・オイル」ともよばれる成分です。人の体内で代謝されにくく、細胞膜の材料として使われてしまうと、状態を不安定にします。そうした細胞は炎症が起こりやすく、発がん性も指摘されています。脳細胞の状態も悪化させ、認知症やうつ病の原因にもなると報告されます。トランス脂肪酸は、大量生産の油のほか、マーガリンやショートニング、ファットスプレッドにも多く含まれます。こうした油も、できる限りとらないように私はしています。

亜麻仁油を1日にスプーン1杯とる

免疫力の向上を考えて、積極的にとりたい油もあります。

亜麻仁油やエゴマ油です。これらの油は「α《アルファ》-リノレン酸」という脂肪酸を主成分とします。

α-リノレン酸は、オメガ3脂肪酸と呼ばれる必須脂肪酸の仲間です。オメガ3脂肪酸には、細胞膜の質を柔軟にする働きがあります。細胞膜の柔軟性が増せば、細胞の栄養素の吸収や老廃物の排出がスムーズになります。

しかも、炎症を抑える作用があります。日常的にしっかりとっておくと、体内での炎症症状を軽くできるのです。獲得免疫が働いた際にも、炎症が激化するのを抑えられると期待できます。

がんの発生を抑えるとの研究結果も報告されていて、オメガ3脂肪酸をふだんから多くとっている女性は、乳がんになりにくいこともわかっています。さらに、血液をサラサラにする働きもあり、脳梗塞や心筋梗塞の予防によいともされています。

α－リノレン酸が豊富なのは亜麻仁油やエゴマ油ですが、サラダ菜や春菊、小松菜、白菜、ホウレン草などの葉野菜にも含まれます。ただ、この脂肪酸を含む食材は限られます。そのため、意識してとらないと、摂取しにくい脂肪酸なのです。

現代の食生活で、質のよい細胞膜をつくるには、亜麻仁油やエゴマ油を１日にスプーン１杯とることをおすすめします。ただし、オメガ３脂肪酸は酸化しやすい性質を持ちます。そのため、加熱調理に向きません。生のままとることが大事です。私は毎日、亜麻仁油を野菜や味噌汁、納豆、豆腐などにかけて食べています。

魚介類に多い「ＥＰＡ（エイコサペンタエン酸）」や「ＤＨＡ（ドコサヘキサエン酸）」もオメガ３脂肪酸の仲間です。マグロ、サバ、ハマチ、ブリ、サンマ、イワシ、キンキなどに豊富です。

ＥＰＡやＤＨＡも酸化しやすい性質を持ちます。ですから、オメガ３脂肪酸の摂取を考えたら、刺し身で食べるのがいちばんよいといえます。焼き魚や煮魚にすると、その含有量が落ちてしまいます。

第３章

藤田博士の毎日の食事術

朝食は無理してとらなくてよい

それでは具体的にどのような食習慣を持つと免疫を整え、健康を高めていけるのでしょうか。

まず、朝食からお話ししましょう。

老化が気になり始めた人は、朝食をがんばってとる必要はありません。これは、慢性炎症を抑えるためです。

私も以前は、1日3回食べることが腸の健康には必要と考えていました。しかし、飽食の時代を生きる私たちは、ちょっとするとすぐに食べすぎてしまう環境にいます。こうしたなかでは、「食べない」ということも、胃腸を守るには大切です。食べすぎることで、胃腸に与える負担はとても大きいのです。

胃腸の働きが悪くなれば、免疫のバランスも崩れやすくなります。これが「慢性炎症」を引き起こす原因の一つになります。

第2章で、風邪を引いたときを例に、免疫が起こす炎症の話をしました。それは、「急性炎症」というものです。風邪やケガによって細菌やウイルスに感染すると、発赤・腫脹・発熱・疼痛・機能障害といった5つの特徴が現れます。こうした急性炎症は、発症のピークが過ぎれば、だんだん正常な状態に戻ります。

一方の慢性炎症は、そうした激しい炎症ではなく、自分でも気づかないような弱い炎症がじわじわと続き、細胞を劣化させていくことです。

なんらかの原因で免疫のバランスが崩れると、免疫細胞の攻撃と防御のバランスも急激に崩れます。すると最悪なことに、防衛軍であるはずの免疫細胞が、闘うべき相手を見失い、その人自身の体に矛先を向けるようになって傷つけ、低レベルの炎症を引き起こします。その炎症は弱いものの、じわじわとくすぶり続けるのです。

この慢性炎症も、さまざまな病気の原因になることがわかっています。

動脈硬化や脳血管疾患、糖尿病、アレルギー性疾患、関節リウマチ、潰瘍性大腸炎、アルツハイマー病、多発性硬化症、さらにはがんなど、現代人に多い病気は、免疫バランスの崩れから起こる慢性炎症に起因するとされるのです。

こうした病気を防ぐには、胃腸の負担を軽くして、腸のなかの免疫が正常に働ける環境をつくってあげることが重要です。

そのためには、「朝食を食べない」という選択をすることが、とてもよい効果を発揮してくれるのです。

ケトン体をつくり出せる体になる

なぜ、朝食を抜くとよいのでしょうか。

前日の夕食と昼食の間を長くとれるからです。糖質の摂取が止まっている時間が長くなるほど、血液中のブドウ糖が枯渇します。すると、「ケトン体」という炎症を抑える物質が、血液中に出てくるのです。

ケトン体とは、「β-ヒドロキシ酪酸」「アセト酢酸」「アセトン」の総称です。このなかのβ-ヒドロキシ酪酸には、炎症を強力に抑える働きがあることがわかっています。

ケトン体は、断食をしたり、主食やお菓子類などを食べなかったり、激しい運動をしたりなど、ブドウ糖が著しく不足した状態のとき、体内でつくられます。

ブドウ糖は、エネルギー産生のスターターです。エネルギーの産生には、ブドウ糖がまず使われます。そのためにブドウ糖が不足すると、その代わりにするために、体は中性脂肪を使ってケトン体をつくり出し、ブドウ糖の代わりとするのです。

ケトン体は、あらゆる細胞のエネルギー源として働きます。しかも脳細胞にとっては、ブドウ糖よりはるかに使いやすいエネルギー源になることがわかっています。

しかも、抗炎症作用も持ちます。慢性炎症を防いで健康を維持するには、ケトン体をつくり出せる体になることが、とても大事なことだったのです。

そのためには、ブドウ糖が不足する状態を自ら積極的につくり出すこと。朝食を抜けば、食事と食事の間をだいたい16時間はあけられます。このくらいあけることができれば、ケトン体をおおいに生成できるでしょう。

「老けたな」と感じたら、朝食抜きを始めるタイミング

私が朝食抜きを始めたのは、75歳を過ぎたころからです。腸によい食生活を送っているのに、膝の痛みや体調の低下などがなかなかとれなくなったことがきっかけでした。「あぁ、これは慢性炎症が進んできているな」と実感していろいろ調べたところ、高齢になるほどケトン体が重要になることがわかりました。

なぜなら加齢も、腸の働きに加えて、免疫バランスを崩す一因になるからです。年齢とともに慢性炎症が進んでいくことが、老化現象を引き起こします。ですから、「だいぶ体が老化してきたな」と感じたら、朝食抜きを始めるタイミングともいえるでしょう。

一方、若い世代の人で朝食抜きをしてしまうと、1日を活動的に過ごすために必要な栄養素やエネルギーを得られないことが起こってきます。

若い体の機敏な動きには、瞬時につくり出せるエネルギーや栄養が必要です。これらを不足させてしまっては、細胞や臓器の機能が低下し、かえって体調不良や病気を招い

てしまう場合もあります。

ですから、40代までの人は朝食をきちんととるとよいと思います。それでも、朝食をとるときには、夕食から12時間以上あけるのが理想です。若い人は胃腸の働きもよく、ブドウ糖の消費のスピードも速くなります。12時間くらい食事と食事の間をあけられれば、中性脂肪の分解が進んでケトン体の生成量を増やせると考えられます。

朝に口にするものが自律神経のスイッチになる

ただし、何歳であったとしても、朝まったく何も口にしないのは、腸の働きにあまりよくありません。自律神経が乱れやすくなるからです。

自律神経には、アクセル役の交感神経とブレーキ役の副交感神経があり、互いに拮抗しながらリズムを持って働いています。交感神経優位のときには副交感神経が停滞し、副交感神経優位になると交感神経が停滞します。

腸の働きも自律神経と連動しています。

腸には、「免疫」「消化」「吸収」「浄血」「解毒」「排泄」「合成」という7つの働きがあると前述しました。これらの腸の働きは主に、副交感神経優位のときに活性化します。腸内細菌の働きも活発になります。

副交感神経は、人が休息し、リラックスしているときに優位になります。とくに重要なのは、睡眠をとる夜間です。夜間に心地よい睡眠を得られると副交感神経が優位になり、腸や腸内フローラの働きがよくなり、腸のなかの免疫細胞や組織も活性化して、免疫力が高まることになります。

そして早朝、自律神経はだんだんと交感神経優位へと切り替わっていきます。

人の健康には、自律神経のこのリズムが重要です。自律神経のリズムをきちんと刻める人は、そうでない人に比べて、腸の働きも、免疫力も違ってきます。実際、体内のリズムをきちんと刻める人は、生活習慣病の発症率が低下し、がんを発症しても生存率が高いことが報告されています。

このリズムを刻む重要な役割を、朝食が担っています。

実は、自律神経にとって副交感神経から交感神経の切り替えは難しく、早朝は自律神経の状態が乱れやすいのです。その切り替えのスイッチになる一つが朝食です。

自律神経には、1日のなかの大きなリズムのほかに、細かく刻まれるリズムがあります。食べることで胃腸の蠕動運動のスイッチを入れると交感神経が優位になり、食後には副交感神経が優位になるというリズムもあります。

つまり、朝食に大事なのは、交感神経のスイッチを入れることです。

ですから、朝食抜きにする場合も、何かを口にすることが大事です。

まずは起床後、ほどよく冷やした水をコップに1〜2杯飲みましょう。冷やした水は、交感神経を動かすとてもよいスイッチになります。

また、私はコーヒーを1杯飲んでカフェインをとり、脳を目覚めさせます。コーヒーには、クロロゲン酸というフィトケミカルも含まれます。

さらにケフィアを小皿に1杯だけ食べて、腸にいる善玉菌にエサを送っています。

若い人で朝食をとる場合にも、「菓子パンだけ」「おにぎりだけ」という食べ方をしないことです。糖質が豊富なものだけで朝食をすませると、ブドウ糖がスピーディに吸収され、ケトン体をつくる機会が失われてしまいます。

もし時間がなくて、食べる暇もつくる暇もないというならば、前の晩に味噌汁をつくっておき、その1杯を食べることです。食物繊維の豊富な野菜をたっぷりと具材にすれば、腸の目覚めになおよいでしょう。

センテナリアンは慢性炎症が少ない

1日に空腹の時間をしっかり設けるようになると、慢性炎症の改善によい効果を上げていけるでしょう。

80歳を超えた私の今の目標は、「生涯現役のセンテナリアン」です。100歳以上の百寿者のことを、1世紀（センチュリー）を生き抜いた人という意味で「センテナリアン」と呼びます。

このセンテナリアンの共通の特徴として注目すべきことが、とにかく慢性炎症が少ない、ということです。老化を抑えて健康長寿を叶えるには、慢性炎症を抑えることが欠かせません。これからの長寿社会では、どれだけ元気に自立した生活を送れるかが重要になってきますが、それには慢性炎症を抑えていくことが重要なのです。

体のなかで慢性炎症が発生しているかどうかは、「ＣＲＰ（Ｃ反応性たんぱく）」の値を見るのが適しています。これは、血液検査の項目の一つになっています。

ＣＲＰとは、体の炎症や組織の破壊が起こったときに血液中に増える物質です。肺炎球菌に感染した患者から初めて発見された物質で、「肺炎球菌が持っているＣ多糖体に反応して結合するたんぱく質」という意味の英語の略から、この名がつきました。

日本人間ドック学会によると、ＣＲＰの基準範囲は、０・30㎎／dL以下で、要注意は０・31〜０・99㎎／dL、慢性炎症があると１・０㎎／dL以上になります。

無作為に80歳以上の高齢者１００名のＣＲＰを調べたところ、０・３〜１・０㎎／dLあたりが多かったのに対し、１００名のセンテナリアンのＣＲＰを調べてみると、ほとんどの人が０・３㎎／dL以下であることがわかりました。

ＣＲＰが０・３㎎／dL以下であるということは、体内の慢性炎症が少ないということです。

ただし、風邪などの感染症にかかったときにもＣＲＰの値は上昇しますから、病気のときに受けた血液検査の結果ではなく、平常時に受けた健康診断の結果を見ると、自分の慢性炎症の状態がわかると思います。

お昼には「ボーンブロス」を食べる

朝食を抜いたあとの昼食には、消化のよいものを選んで食べましょう。空っぽの胃腸に負担をかけないことが大切です。

私が昼食に食べているのは、「ボーンブロス（骨のスープ）」です。

ボーンブロスとは、鶏や豚、牛の骨を煮出してとるスープのことです。鳥ガラスープや豚骨スープなども、ボーンブロスの仲間といえるでしょう。

骨を煮ていると、骨やじん帯からコラーゲン、プロリン、グリシン、グルタミンなどの栄養成分が出てきます。これらは、腸もれの改善に役立ちます。腸の細胞をつくる材料となって、状態のよい腸壁を築き、腸にあいた細かなすき間をふさいでくれると期待できるのです。しかも、小腸の細胞が働くエネルギー源にもなります。

このように、骨を煮込むと腸の働きにとてもよい成分が豊富に出てきます。

わが家のボーンブロスのつくり方は簡単です。

鶏の手羽中と一緒に野菜を煮込むだけ。煮る時間は、だいたい30分から1時間くらいです。具材と水を入れたら、あとはグツグツと具材からよいエキスが出てくるのを待っていればよいだけです。ほぼ毎日食べますから、手軽さも大事です。

水の量は、具材がかぶる程度です。

手羽中は毎日使うので、冷凍にしてあります。1回分は1人2つ。余分な脂を落とすため、わが家ではサッとお湯にくぐらせてから使います。

野菜は、キャベツやニンジン、大根、玉ネギ、ブロッコリー、カボチャ、キノコ、ゴボウなど、その日冷蔵庫にあるものを使います。旬の野菜も加えます。それらを3種類以上入れるようにしています。野菜を選ぶポイントは、フィトケミカルが豊富なもの、そして食物繊維やオリゴ糖が多くて腸内細菌のよいエサになるものです。

味つけは塩・コショウだけを基本とし、ちょっとコクがほしいときには、コンソメスープのもとを1個加えます。

そこに、高麗人参茶を加えるのが藤田家流です。

高麗人参は昔から「不老不死の薬」とされてきました。その効能は、豊富なサポニンにあります。サポニンには免疫機能を向上させ、老化を抑制し、血流を改善し、脂肪が蓄えられるのを抑える作用があるとされています。

高麗人参は「漢方の王様」とも呼ばれ、貴重な食材です。ですから、毎日高麗人参を食べるのは大変です。そこでわが家では、手軽な高麗人参茶を使っています。高麗人参のエキスを顆粒にしたもので、お湯にサッと溶けます。これをスープに加えると、うま味と風味が増して、とてもおいしくなります。

最後に、卵をポトンと1人1個割り入れ、ほんのちょっとだけ火を加えたら完成。

卵は、「ビタミンCと食物繊維以外のほぼすべての栄養素が含まれている」といわれ、完全栄養食とも称されます。免疫細胞をつくる材料となるアミノ酸も豊富です。ですから、毎日1個以上は食べるようにしています。

なお、食べる直前には、食卓で各自りんご酢を大さじ1杯入れます。

りんご酢には、カリウムが豊富です。カリウムには塩分を排出する作用があります。

また、お酢には短鎖脂肪酸である酢酸が含まれています。食品中の短鎖脂肪酸は、大腸まで届くことはありませんが、小腸の細胞のエネルギー源になります。

そうして完成したボーンブロスは、腸の健康と免疫力の向上に大切な栄養素をたっぷりと含んだ最高の１杯になります。お昼のこの１杯が、私の活力の大事な源になっています。

肉を食べない粗食は命を縮める

野菜に豊富なフィトケミカルは、丈夫な細胞壁に守られています。それを効率よく摂取するには細胞壁を壊すことです。いちばん簡単な方法は、野菜を煮込んでスープにすること。ボーンブロスのスープにもフィトケミカルはたっぷり溶け込んでいるので、汁まで残さず飲み切りましょう。

ただ、加熱時間が長くなると水溶性のビタミンの損失が大きくなります。ビタミンＢやビタミンＣです。

とくにビタミンCは壊れやすいので、生のまま食べることが大事。ビタミンCは免疫力を高める作用があり、意識してとりたい栄養素です。

そこで私は、お昼にボーンブロスと一緒にサラダも食べています。サラダをつくるのが大変なときには、生キャベツに味噌をつけて食べるだけでもよいと思います。

また、ここに「酢キャベツ（179ページ）」や「米のとぎ汁漬け（180ページ）」を小鉢に1杯添えます。

さらにもう1品、肉料理を少しだけ食べます。たんぱく質を補うためです。

高齢になるほど、たんぱく質をとることが重要になります。たんぱく質は腸でアミノ酸に分解されてから吸収されます。これはあらゆる細胞の材料になります。臓器をつくる細胞だけでなく、免疫細胞にもなります。免疫力を高め、臓器の働きをよくするには、アミノ酸が必要です。髪や皮膚の材料にもなりますから、若々しい外見にも重要です。

近年、問題になっているのが、高齢者のたんぱく質の摂取不足です。「低カロリーの粗食が体によい」「肉や油脂はカロリーが高いので、できるだけ控えたほうがよい」と考えて、肉や卵を控えてしまう人が多いのです。すると、たんぱく質が不足して寿命を縮めることになってしまいます。

実際、70歳以上の５人に１人がたんぱく質不足に陥っていて、その状態が進むと死亡率が高くなることがわかっています。

ですから、60歳を過ぎたら肉をきちんと食べることも大事です。ただし、食べすぎてしまうと、悪玉菌が増殖してしまいます。悪玉菌は動物性のたんぱく質と脂質を好物とします。ですから肉を食べるときには、食物繊維も一緒にしっかりとりましょう。

以上、私の昼食は、ボーンブロス、サラダか食前キャベツ、酢キャベツか米のとぎ汁漬け、肉を少々というのが定番です。

夕飯は好きなものを腹八分目に食べる

朝食を抜き、昼食はボーンブロスを中心とした健康食で整えたら、夜はあまり面倒なことを気にせず、好きなものを腹八分目に食べています。

たとえば、週に２回は、ステーキを食べます。そうしてたんぱく質を補っています。

このときには、野菜もしっかり食べることは心がけています。

刺身もよく食べます。刺身には、オメガ3脂肪酸とたんぱく質が豊富です。

新鮮な刺身をお皿に並べたら、薬味をたっぷりとのせて、亜麻仁油と醤油で食べる「簡単カルパッチョ」も大好物です。

ネギや大葉、ショウガ、ニンニク、ミョウガ、スプラウトなど薬味になる野菜には、香りや辛み、苦みが強くあります。これらは、フィトケミカルによるものです。つまり、薬味にはフィトケミカルがたっぷり。薬味をたっぷり食べることで、日々発生する活性酸素に対応していけるでしょう。

また、鍋料理も頻繁にします。鍋にすると、野菜をしっかり食べられますし、キノコをたくさん入れることもできます。なお、鍋にしたときには、フィトケミカルが溶け出していますから、汁も飲むようにしましょう。

最近のお気に入りは、「なんでも蒸し野菜」です。

加熱することで一部のビタミンや酵素は多少失われますが、「蒸す」という調理法は「焼く」「揚げる」より温度が低く、加熱のデメリットを減らせます。水蒸気が自由に動きまわるのでむらなく加熱でき、野菜がやわらかく食べやすくなります。

蒸し野菜に適しているのは、白菜、キャベツ、小松菜、ホウレン草、水菜、ブロッコリー、カリフラワー、スナップエンドウ、オクラ、ピーマン、パプリカ、玉ネギ、ニンジン、レンコン、ミニトマトなどなど。とにかくいろいろな野菜がおいしくなります。

蒸し野菜には、手作りのディップソースを添えます。そうすることで、腸内細菌をいじめるような化学合成品を摂取せずにすみます。

わが家の定番は酢味噌ディップ。酢と味噌を適量ずつ混ぜるだけ。酢も味噌も発酵食品で、腸の健康増進にとてもよい調味料です。

エクストラヴァージン・オリーブオイルと岩塩の組みあわせも最高です。

手間を少しかけて、バーニャカウダソースもよくつくります。ニンニクをすりおろし、アンチョビを包丁でたたいたら耐熱容器に入れ、そこに牛乳を混ぜてラップをします。そして、吹きこぼれないよう様子を見ながらレンジで30～40秒加熱します。そこにエクストラヴァージン・オリーブオイルを加えて混ぜればできあがり。分量はお好みの味になるように調整してみてください。

ディップソースをつくるのが面倒な場合は、蒸し野菜の上から亜麻仁油を回しかけ、塩コショウをふりかけるだけでもよいでしょう。私は、そこにレモンをギュッとしぼるのがお気に入りです。

蒸し器には、タジン鍋や無水鍋も使い勝手がよいですが、わざわざ買う必要はありません。ふだん使っている鍋で十分です。その場合は、鍋の底に丸めたアルミホイルを置いて水を張り、そこにザルを置けば簡易蒸し器のできあがり。ザルに野菜を並べ、蓋をして加熱すれば、「なんでも蒸し野菜」をおいしくつくれるでしょう。

味噌汁には豆腐を入れよう

最近は、味噌の塩分が高血圧の原因になると敬遠されがちですが、これは誤りであることも研究により証明されています。むしろ、味噌汁を毎日食べている人のほうが血圧が低く、がんの発症率も低いことがわかっています。

私も自宅で食事をするときには、味噌汁を食べるようにしています。ポイントは、ワカメや野菜などの具材を3種類以上、鍋に箸が立つくらいたっぷり入れること。具だくさんの味噌汁に長ネギのみじん切りをのせると、なおよいでしょう。そうした味噌汁を食べていることも、私の腸が丈夫な理由の一つと自負しています。

味噌汁には、豆腐を必ず入れます。日本を長寿にしているものの一つに、大豆食品があります。豆腐や味噌、納豆などの大豆食品は、古くから日本人の暮らしに密接にかかわってきました。日本人が長寿なのは、大豆食品を上手に暮らしにとり入れてきたからだとも思います。

実際、豆腐を多量に消費している県ほど、乳がんや卵巣がん、大腸がんの死亡率が低いというデータも報告されています。

とくに大豆に豊富なイソフラボンというフィトケミカルは、女性ホルモンのエストロゲンと構造が大変よく似ています。したがって、女性ホルモンに関係している乳がんや卵巣がん、子宮がんを予防する効果も期待されています。一方、男性の体内では、前立腺がんを起こす男性ホルモンの働きを阻害する効果が期待されています。大豆の摂取によって、前立腺がんのリスクが26パーセントも減少するとも報告されています。

さらに、大豆イソフラボンは腸内細菌の働きによって、腸のなかで「エクオール」という物質に変化していくことがわかっています。このエクオールも強いがん予防効果を発揮しているのです。豆腐の大腸がんの予防効果はエクオールにあるのでしょう。

ところが、腸でのエクオールの変換は、50代以上の日本人の半数はできているのですが、若い人ではうまく変えられなくなっているようです。食生活の変化によって、大豆イソフラボンをエクオールに変える腸内細菌が少なくなっているからです。ですが、植物性食品の多い和食をベースにした食生活に変え、豆腐など大豆食品をしっかり食べるようにすれば、腸内フローラもよくなって、エクオールへの変換もできるようになるはずです。

白く精製された主食や砂糖はとらない

私は、自宅で食事をするときには、主食をとらないようにしています。これも、慢性炎症を防ぐ対策の一つです。

糖質とは、炭水化物から食物繊維を除いたもので、摂取するとブドウ糖に分解されて吸収されます。砂糖をはじめとしたあまいものだけでなく、米や小麦粉などの穀類、イモ類などに含まれるでんぷんも糖質の仲間です。

いちばん問題なのは、白く精製された炭水化物です。白米や小麦粉、白砂糖などです。食物繊維やミネラル、ビタミンなどをそぎ落としているため、腸での消化吸収が速く、血糖値を急上昇させるのです。

血糖値は、血液中のブドウ糖の濃度のこと。その値が高くなる病気に糖尿病がありますが、健常な人でも血糖値が急上昇してしまうことがあります。白米やパン、麺のように高度に精製された炭水化物や、砂糖がたっぷり入ったお菓子、果糖液糖が含まれた清涼飲料水や加工食品をとったときです。

食後の血糖値が高く、空腹時の血糖値と食後の血糖値の差が大きいことを「グルコース・スパイク」といいます。グルコースとはブドウ糖のことです。

このグルコース・スパイクが起こると、血糖値がまるでジェットコースターのように乱降下し、血管の内壁や臓器に負担がかかります。これも慢性炎症が生じる原因になってくるのです。

しかもそのとき、活性酸素も大量に発生するので、老化やさまざまな障害を起こす原因になります。それにともない臓器すべてで病気が生じるリスクが高まってくるのです。

私たちのまわりには、精製された糖質を多く含む加工食品があふれています。それらは安価で気軽に食べられるからこそ、とくに注意しなければいけません。

玄米にもち麦を混ぜて炊くとよい

「主食がないと、食事をした気がしない」

という人は、白米や小麦粉食品ではなく、玄米や雑穀などの全粒穀物にかえると、慢性炎症を防ぐ対策になります。

全粒穀物には食物繊維が豊富です。消化に時間がかかるため、ブドウ糖の吸収もゆっくりとなり、グルコース・スパイクが起こるのを防ぐことができます。

ただし玄米は、精米されていないぶん残留農薬が心配されます。無農薬で栽培されたものや、検査で農薬が未検出と証明されているものなどを選びましょう。インターネットで検索すると、無農薬や有機農法など、ていねいに栽培された玄米を簡単に探せます。

なお、玄米に豊富な食物繊維は、腸壁を刺激し、腸のなかを掃除する不溶性のタイプです。蠕動運動を活発にする作用も高いため、腸管に存在する免疫細胞や組織を活性化できます。さらに、大便の量も増すので、便秘解消に効果的です。

ただ、玄米には、腸内細菌の大好物の水溶性食物繊維があまり含まれません。これを補うには、もち麦を混ぜて炊くとよいでしょう。大麦の仲間であるもち麦には、水溶性食物繊維が非常に多く含まれています。モチモチ・プチプチとした食感も特徴で、玄米に混ぜて炊くと、玄米が食べやすくなるでしょう。

水溶性と不溶性の食物繊維は、１対２の割合でとるのが理想とされています。ですから、もち麦と玄米の割合を１対２の割合で炊いて食べると、腸と腸内フローラの働きに最高の１杯となるでしょう。

雑穀ご飯もおすすめです。雑穀にも食物繊維が豊富です。「玄米よりやっぱり白米がいい」という人は、雑穀を混ぜて炊きましょう。この方法でもグルコース・スパイクの予防に役立ちます。

しかも、雑穀には現代人に不足しがちなビタミンやミネラル、フィトケミカルが豊富です。それぞれに特徴のある栄養素を含みますので、キビやアワ、ヒエ、モロコシ、ハト麦、黒米、赤米、緑米などいろいろな雑穀を混ぜて炊きましょう。五穀がセットになっているものも売られています。こうしたものを使うと、手軽に健康作用を高められるでしょう。

ただし、玄米やもち麦にもでんぷんが含まれます。食べすぎればブドウ糖を補給することになり、ケトン体が生成されなくなります。

慢性炎症は、加齢とともに起こりやすくなります。50歳を過ぎている人は、ケトン体の体内量を増やしていきたいので、玄米や五穀米であっても、朝食には控えるとよいでしょう。昼食や夕食にとる場合にも、小さな茶碗に少なめにとるとよいと思います。

太っている人ほど自然免疫が落ちやすい

40代までの若い世代には、主食もある程度は大切です。

若い体を機敏に動かすには、エネルギーを生み出すスターターとして、ブドウ糖が必要です。ブドウ糖はすみやかに吸収され、エネルギー産生に働くからです。そのため、若い人の活発な活動には、ブドウ糖を供給してあげることです。

ただし、使い切れなかったブドウ糖は、脂肪となって体に蓄積されます。

ですから、若い世代の人であっても、糖質のとりすぎはいけません。人が太るいちばんの原因は、糖質のとりすぎです。糖質は腸のなかでブドウ糖に分解されると、すみやかに血液中に吸収されます。そして、消費されなかったぶんは、中性脂肪となって体に蓄えられてしまうのです。

肥満も１万年前になかった状態で、生物として自然な姿ではありません。自然からかけ離れた状態になると、自然免疫が低下することは前述しました。太っている人ほど、風邪を引きやすく、がんにもなりやすいのは、自然免疫が低下していることが関係しています。

では、糖質の適量はどのくらいでしょうか。

これは、エネルギーの消費のしかたによって違ってきます。若い世代で活動量の多い人はそのぶん体が糖質を欲します。「しっかり食べても、ベストの体型を保てている」という人は、糖質の摂取量が適正なのでしょう。

反対に、太っている人や「少ししか食べていないのに太りやすい」「なかなかやせられない」という人は、エネルギーの消費量を上回って糖質をとりすぎているはずです。こうした人は、若い世代であっても、糖質の摂取をできる限り控えましょう。そうして、ケトン体をもっと使っていくようにすると免疫を強化できます。

なお、若い世代の人も、グルコース・スパイクを日々起こしていると、そのぶん体内の慢性炎症が進み、免疫力を低下させることになります。ですから、主食をとる場合には、玄米やもち麦、五穀米などにすることをおすすめします。

「なんでも酢野菜」で腸に大変革を

ふとしたときに「肉を食べたい」と無性に思ったり、「今晩は魚料理にしよう」と何気なく感じたり……。「これを食べたい！」と思うこと、ありませんか。

そんな食の好みは、腸内細菌にコントロールされているところが強い、と私は推測しています。

たとえば、揚げ物やラーメン、餃子、焼肉などを無性に食べたくなることはありませんか。生クリームや砂糖たっぷりのスイーツやアイスクリーム、チョコレート、スナック菓子がないと「生きていけない」と思う人も、最近は多いようです。

このように高糖質・高脂肪・低食物繊維のものを「食べたいな」と日常的に感じるならば、あなたの腸内フローラは悪玉菌が多くなっているだろうと思います。

大腸菌やウェルシュ菌などの腐敗菌は、油脂や糖質、動物性たんぱく質の多いエサを得たときに異常繁殖します。

悪玉菌はアルカリ性の環境を好むため、たんぱく質や脂質などを腐敗させてアンモニアやアミンなどのアルカリ性有害物質を産生します。そうして自分たちがすみ心地のよいように腸内を変えていくと、脳もたんぱく質や脂質を欲するようになります。

これは、「脳腸相関」といって、脳と腸が密接に連絡をとりあっていることが関係しています。脳で考えたことは腸に、腸で感じたことは脳に、ダイレクトに伝わるようになっています。それが「これを食べたい！」という感情になって現れてくる、と考えられるのです。

ですから、腸内フローラの勢力図を変えるには、食の劇的な変化が必要です。そういうと大変そうに感じて、二の足を踏みたくもなるでしょう。でも、実際には2週間あれば大丈夫です。腸内フローラの勢力図が変われば食の好みも自ずと変わっていきます。そうなれば、あとは苦労なく腸によい食事を続けていけるはずです。

食の劇的な変化を起こすには、「なんでも酢野菜」がおすすめです。お好みの野菜を酢で漬けるだけです。

酢には短鎖脂肪酸の一種である酢酸が豊富です。腸内細菌も、野菜に含まれる食物繊維を使って短鎖脂肪酸をつくり出します。酢と野菜を一緒にとると、短鎖脂肪酸が腸の働きを促進し、善玉菌などよい働きをする腸内細菌が増えます。すると、腐敗菌が増殖しにくい環境が築かれるのです。

私がとくにおすすめしたいのが、「酢玉ネギ」と「酢キャベツ」です。

酢玉ネギのつくり方は、

①玉ネギをスライスかみじん切りにし、軽く塩を振って混ぜる。

②少し置いてしんなりしたところに、ひたひたの酢を加える。

③お好みで、ハチミツであまみを足す。

④冷蔵庫で保存する。

以上の工程で完成です。

酢キャベツのつくり方は、

①キャベツを千切りにし、軽く塩を振って混ぜる。

②少し置いてしんなりしたところに、ひたひたの酢を加える。

③冷蔵庫で保存する。

どちらもつくってすぐに食べられますが、たくさんつくり置きしておけば、2週間は食べられます。だんだんと野菜と酢がなじんで、おいしく漬かっていきます。毎日小皿1杯食べ、腸内フローラに劇的な変化を起こしていきましょう。

「米のとぎ汁漬け」で乳酸菌優勢の腸をつくる

腸によい料理をつくり置きしておくと、いつでも食べたいときに冷蔵庫から出して食べられるのでおすすめです。

もう一つ、腸内フローラの改善におすすめのつくり置き料理が「米のとぎ汁漬け」です。このつくり方を研究しているのは江戸料理文化研究家の車浮代先生で、共著で『免疫力を高める最強の浅漬け』（マキノ出版）を出版していますので、興味のある人は見てみてください。米のとぎ汁で野菜を漬けると、乳酸発酵が素早く起こり、それを毎日食べることで、乳酸菌をたっぷりとれます。それによって、腸内フローラに劇的な変化を起こさせると期待できる一品です。

もともと野菜の表面には、たくさんの乳酸菌がついています。乳酸菌も土壌菌の一種で、土で育てられた野菜には乳酸菌が付着しています。その乳酸菌が、米のとぎ汁の糖質を栄養源に増殖し、発酵を起こします。

乳酸菌が発酵を起こすなかでつくり出す乳酸という成分には、強力な殺菌作用があり、腐敗菌を増殖させない力があります。ですから、1回つくったら、冷蔵庫で長期保存できます。

漬けてすぐはサラダ感覚で食べられ、日数がたつほどだんだん発酵が進んで風味が増していきます。また、漬け汁は発酵が進んでいるので、新しい野菜をどんどん加えていくと、野菜も発酵が速く進んでおいしくなります。

しかも、米のとぎ汁には、米ぬかの栄養成分も含まれます。具体的には

◎ダイエットに効果の高い「ビタミンB1」
◎細胞が酸化して老化するのを防ぐ「ビタミンE」
◎高血圧の予防と改善に向けて、排塩効果のある「カリウム」「マグネシウム」
◎血液中のコレステロールを低下させる「γ《ガンマ》-オリザノール」「植物ステロール」

◎肌を守り、保湿力を高める「セラミド」

などです。米のとぎ汁漬けを一日に小皿1杯食べ、漬け汁も少しだけ一緒に飲むようにすると、たっぷりの乳酸菌と一緒にこうした栄養素もとることができます。

ですから、白米を主食とする人は、米のとぎ汁漬けをつくって、ふだんは捨ててしまっている米ぬかの栄養成分をとるようにしましょう。

もちろん米ぬかの栄養成分は、玄米を食べることでも得られます。ただ、ふだんは玄米を食べていたり、私のように主食をとらないようにしている人は、米のとぎ汁がないでしょう。この場合は、米粉や上新粉を水に溶かすと、代用にできます。わが家も米粉を使って米のとぎ汁漬けをつくっています。

漬ける野菜はなんでもよいのですが、腸の建康によいおすすめは、キャベツと玉ネギとニンジンのミックス漬けです。

長ネギをみじん切りにしてたくさん漬けて冷蔵庫に入れておけば、薬味が欲しいときにすぐ使えて便利です。

長いもとオクラのみじん切りを一緒に漬けておくと、手軽に水溶性食物繊維とレジス

免疫力が上がる！「米のとぎ汁漬け」のつくり方

米のとぎ汁漬けには、乳酸菌がたくさん。
簡単につくれるので、いろいろな野菜を漬けておき、
毎日食べるようにすると、腸内環境の改善に役立つでしょう。

漬け汁のつくり方

◎米のとぎ汁1カップ（200mℓ）につき、塩小さじ1杯（6g）を溶かせば完成。

◎米のとぎ汁がない場合は、水1カップ（200mℓ）につき、米粉か上新粉を小さじ1杯の割合で溶かして使いましょう。

野菜の漬け方

生のまま食べられる野菜（キャベツ、玉ネギ、ニンジン、大根、長いも、オクラ、ニラ、ミニトマト、キュウリ、ナスなど）の場合

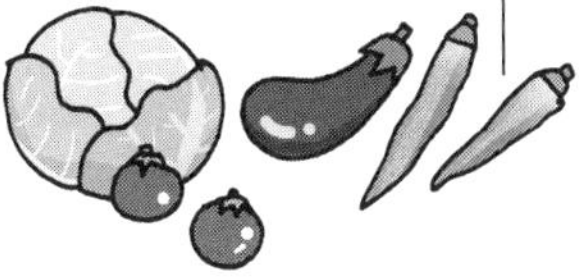

①よく洗ってから、薄切り、細切りなど食べやすい大きさに切る。
②密閉容器か、ジッパー付きの保存袋に漬け汁を入れ、①を入れる。
③冷蔵庫で保存。漬ける目安はひと晩。だんだん発酵が進み、1～2週間でしっかりした漬け物になる。

加熱が必要な野菜（キノコ、ブロッコリーなど）の場合

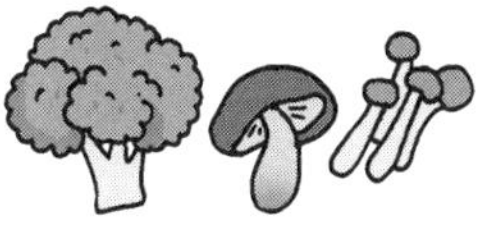

①よく洗ってから食べやすい大きさに切る。
②鍋に漬け汁を沸かし、①を入れて茹でる。
③保存容器に汁ごと入れ、冷ましてから冷蔵庫に入れて保存。

出典：『免疫力を高める最強の浅漬け』（マキノ出版、車浮代、藤田紘一郎）

タントスターチをたっぷり摂取できます。

さらに、大葉やショウガ、ミョウガ、皮をむいたニンニクを切らずに漬け汁に入れておくと、通常の冷蔵保存より日持ちがします。

とくに私のお気に入りは、ニラを5ミリほどに切って生のまま漬けておくニラ漬けです。それを豆腐やサラダにのせたり、鍋の薬味にしたり、味噌汁に加えたりすると、ピリリとする辛みが加わって、いろいろなものが薄味でもおいしく食べられます。その辛み成分こそが、アリシンというフィトケミカルです。なお、ニラの根もとの白っぽい部分には、葉の緑の部分の4倍ものアリシンが含まれていますから、捨てることなく一緒に漬けましょう。

どんな水を飲むかで、日々の体調は違ってくる

免疫力を高めるためには、飲み水も大切です。人間の体は、成人男性の約60パーセント、成人女性の約55パーセントが水でできているからです。

水は人の体内で血液やリンパ液となってすみずみにまで栄養や酸素、そして免疫細胞を運びます。また、病原体などの異物や老廃物の排出をつかさどります。人体を構成する約37兆個の細胞を潤し、体内の環境を整えるなど、ありとあらゆる働きを担っているのです。

その水をどのようなものにするかによって、体調が変わってくるのは当然のことです。私は飲み水と健康長寿の関係を調べるため、世界60カ国以上を旅してまわったことがあります。

水をめぐる世界旅行のなかで、とくに印象に残っているのは、ヒマラヤ山麓のパキスタンの高原に暮らすフンザ族や、南米の奥深い高原地域に住むビルカバンバの人たちです。そこは、１００歳を超してなお元気な人が大勢暮らす長寿の村でした。

調べてみると、フンザ族の村もビルカバンバの村も、飲料水がカルシウムやマグネシウム、鉄、銅、フッ素などミネラルが豊富な硬度の高い水でした。

とくに注目したのは、カルシウムの濃度の高さです。

カルシウムは一般に骨や歯を形成するミネラルと思われています。ただ、体内のカルシウムのうち、1パーセントは筋肉や神経、体液に存在します。このわずか1パーセントのカルシウムが、人間が生命活動を営むうえで、重要な役割を果たしています。

その働きとは、血液の凝固を助け、筋肉の収縮をうながし、酵素を活性化させ、心臓が正常に働くように支えるなど、実にさまざまです。ですから、血液中のカルシウムを減らしてしまえば、命を縮める原因にもなってきます。

カルシウムは牛乳や小魚などにも豊富ですが、吸収率の高さで考えると、天然水に含まれるカルシウムがトップです。イオン化されていて粒子が細かく、体内へほぼ100パーセント吸収されます。

つまり、日常的にカルシウムの豊富な天然水を飲むことも、免疫を高め、元気なセンテナリアンを目指すうえで大事なことです。

天然水に含まれるカルシウムの量は、ペットボトルのラベルにある「硬度」を見るとわかります。硬度は、カルシウムとマグネシウムの含有量から算出される数値です。WHO（世界保健機関）の基準では、硬度が120mg／L以上の水を「硬水」といいます。硬水を選んで日常的に飲むようにすると、健康長寿に役立つでしょう。

天然水は、雨や雪解け水が鉱石層を通過する際、カルシウムを含め、多くのミネラルを溶かし込んでいます。ですから、採水地によっても含まれるミネラル成分や量が異なります。そのミネラルこそが、私たちの健康に影響してきます。そうした水は原材料欄に「鉱水・鉱泉水・温泉水」と示されています。

なお、健康長寿に役立つ水は、天然水であることが前提です。水道水など塩素を含んだ水を飲めば、体内で活性酸素を発生させる原因になってしまいます。

現在、さまざまな天然水がペットボトルで売られていて、私たちは日本中の水に加え、世界中の水も飲むことができます。せっかく毎日飲むのですから、健康長寿に役立つ水を選びたいものです。

水は、だいたい2週間、1日に少なくても1・5リットル飲み続けてみると、自分の体にあった水かどうかがわかります。

第一に便通がよくなります。次に肌質がよくなります。そして、体調が改善していきます。この3点を自分の体に適している水かどうかを見極めるポイントにして、水を上手に選んでいきましょう。

シリカ入りの天然水を飲もう

天然水には、カルシウム、マグネシウム、カリウム、ナトリウム、サルフェート、バナジウムなどのミネラルなどが含まれます。私が健康作用を注目している一つが、シリカです。

天然水に含まれるシリカは水溶性で、私たちの体内にも存在します。細胞膜にあって、弾力を保つ働きをし、細胞膜の状態を整えています。

血管の強度を保つのもシリカの働きです。免疫細胞が全身をくまなくスムーズにめぐるには、血管の状態も非常に重要です。

皮膚や骨、爪、毛髪などをつくるうえでも必要な成分で、不足すると肌のハリやツヤが失われ、外見の老化も進んでいきます。

このように、シリカは細胞も外見も若々しくあるために重要な成分ですが、体内でつくり出せません。しかも成人で1日に10～40㎎も失われていきます。失われたままにしていては、細胞も血管も老化が進んでしまうのです。ですから、食事から補うことが肝要です。

ところがシリカは、現代人に不足しがちな栄養素の一つに数えられます。昔の日本人は、シリカを不足させることはありませんでした。玄米やアワ、キビ、ヒエなどの雑穀に豊富に含まれているからです。昔は、雑穀を日常的に食べていたので、シリカを十分に補えていたのです。

しかし今では、健康志向の高い人でなければ、口にする機会がなくなっています。このことが、日本人のシリカ不足を招く原因になっています。

シリカ不足を補うためには、水がとてもよい補給源となります。天然水に含まれるシリカもイオン化されていて、ほぼ１００パーセント体内に吸収できるからです。

ただし、シリカを含む天然水は限られていいます。

とくに豊富なのは、九州の霧島地方の天然水です。初めてここの水と出あったとき、日本にもこれほどシリカの豊かな水があったのかと驚きました。商品化されているものでは、「ドクターウォーター」「ドクターシリカウォーター」「のむシリカ」などがあります。

また、島根県の三瓶《さんべ》山の水「さひめの泉」もシリカが豊富です。五大霊山の一つである三瓶山から湧き出た水は軟水でとても飲みやすい水です。

さらに、もう一つ私がよく飲むのは、四国カルストの鍾乳石からわき出した「ぞっこん水」です。シリカが豊富で、まったく加熱殺菌せずに商品化できるほどクリーンな水で、非加熱であることも特徴です。

藤田紘一郎先生の１週間の献立例

月曜日	朝食	コーヒー、ケフィア
	昼食	ボーンブロス、サラダ、酢キャベツ、牛ステーキ2切れ
	夕食	野菜たっぷり豚しゃぶ鍋、冷奴に生姜をのせて、浅漬けキューリ
火曜日	朝食	コーヒー、茹で卵、浅漬け大根
	昼食	ボーンブロス、食前キャベツ、酢玉ネギ、豚ロース（薄切り）焼き1枚
	夕食	鳥のもも肉ステーキ、キャベツ、玉ネギ、人参、椎茸で「なんでも蒸し野菜」、サーモンの寿司小2個、みそ汁
水曜日	朝食	コーヒー、ケフィア
	昼食	ボーンブロス、サラダ、米のとぎ汁漬け（トマト）、サラダチキン
	夕食	サバの塩焼き、ナスとしめじと豚肉こまのピリ辛炒め、冷奴生姜のせ、みそ汁
木曜日	朝食	コーヒー、茹で卵、浅漬けミニトマト
	昼食	ボーンブロス、サラダ、酢キャベツ、焼き鮭
	夕食	牛ステーキ２切れ、納豆とオクラとの和え物、キャベツ、玉ねぎ、もやしの炒めもの、みそ汁
金曜日	朝食	コーヒー、ケフィア
	昼食	ボーンブロス、食前キャベツ、酢玉ネギ、チキンソテー２切れ
	夕食	マグロの刺身でカルパッチョ、卵焼き（長ネギ、青しそ、人参、椎茸のみじん切り入り卵焼き）、キムチ炒飯、みそ汁
土曜日	朝食	コーヒー、茹で卵、浅漬けオクラ
	昼食	ボーンブロス、サラダ、米のとぎ汁漬け（ナス）
	夕食	【外食】たっぷり野菜サラダ、ハンバーグ、アボカドとトマトとサーモンとレタスとチーズのサンドイッチ
日曜日	朝食	コーヒー、ケフィア
	昼食	ボーンブロス、サラダ、酢キャベツ、マグロ刺し身（3切れ）
	夕食	手羽元の黒酢煮、舞茸と椎茸としめじでキノコ豆乳味噌汁、玄米小おにぎり1個

あとがき

以前、東京の証券会社に勤めるビジネスマン30人を対象に、ＮＫ細胞の活性化を見る〝免疫実験〟を行ったことがあります。

彼らを長野県に連れていって、３日間、森林浴を楽しんでもらい、行く前とあとでどのくらい免疫力が違うかを調べたのです。

すると、長野で自然に親しんでいるときのほうが、ずっと免疫力が高いことがわかりました。しかも、東京に帰ってきても、１週間くらいその免疫力を維持できたのです。

この実験から私は、「自然と親しむと人間の免疫力は高くなる」と結論づけました。

自然暮らしがよい理由には、「森林のさまざまな物質が細胞を刺激する」など諸説ありますが、私は「１万年前の暮らしをする」ことが免疫力をトータルで上げていくのだと考えています。

学会で私がこのことを発表すると、

「それは当たり前ではありませんか？　みんな、東京で忙しく働くのをやめて、3日間も遊んできたからストレスが減ったのでしょう」

という意見が出ました。

それならばと、今度は同じ30人に3日間、ホテルニューオータニで遊んでもらいました。しかし、免疫力はいっこうに上がらなかったのです。

私たちの免疫力は「人としての自然」にかえってこそ高まるのはたしかなことです。

それは、自然のなかで暮らすこともそうですし、「自然のもの」を食べることも大きいでしょう。加工食品など工場でつくられたものではなく、自然の大地が育てたものを食べることで、「生物としての自分」をとり戻すよう努めることが、免疫力の向上に役立つのです。

また、「何事もほどほどが大事」とする考え方も、人として自然なことです。

本書では、免疫力を高める作用を持ったさまざまな食べものを紹介しました。それらをすべて1日の食事に入れ込むことはできません。

私は以前、ダイエット講座を開催している女子大学の先生にこんな話を聞いたことがあります。

「実は、トンカツやステーキの大食いで太っている主婦なんていないんですよ。太っているのはむしろ、健康志向の強い人たちなのです」

そのダイエット講座は、50歳から60歳の主婦が中心だそうです。そしてダイエット講座を受講しながら、ますます太ってしまうというおかしなことが起こっているというのです。

そこでその先生は、生徒たちに3日分の食事内容を書いてもらいました。そのアンケート用紙を見て、驚きました。どんなおかずにもゴマをふりかけている人。毎日のように主菜が青魚のお刺身の人。間食にアーモンドなどのナッツ類を大量に食べている人。オリーブオイルや亜麻仁油をさまざまな料理にたっぷりかけている人……。毎食前に豆腐を1丁食べていたり、卵は「完全栄養食だから」と毎日5～6個食べている人もいました。

どんなに体によいものも、そればかりを大量に食べることを続けるのは、「健康食の過食」であって、不健康を引き起こすことにもなりかねません。

食品は、どんなに体によいものも、どれか一つに偏ると、その食品の持つプラスの作用を消してしまうのです。何事も「ほどほど」が大事。「自然の恵みを、バランスよくほどほどに食べる」という人間本来の食べ方こそが、免疫力の向上に役立つことを絶対に忘れないでください。

とくにコロナ禍では、感染や重症化を防ぎたくて、「これがよい」といわれたものに人が殺到することがたびたび起こっています。そんな情報が出回ったときほど、私たちは冷静になることです。本文でもお話ししましたが、新型コロナは感染しても、重症化を起こさないことが大事です。感染しても自然免疫がしっかり働けば、重症化することはないのです。そのためには、生物として自然な食事をすること以上に大切なことはありません。

「汝の食事を薬とせよ」というのは、古代ギリシアの医学者ヒポクラテスの言葉です。私たちが食べたものが、薬のような役割を担って病気を遠ざけていることが、紀元前の時代からわかっていたのです。

人生は一度きりです。仕入れた健康知識を上手に活用して、自分自身を慈しむことを一緒に続けていきましょう。
最後になりますが、本書のまとめとして「自然免疫を高める食事　今日からできる5つのこと」を箇条書きで紹介します。

自然免疫を高める食事
今日からできる5つのこと

1. 食事はおいしく、楽しく、ニコニコと。食卓で小言は絶対ダメ
2. キノコと発酵食品でマクロファージやNK細胞にゲキを飛ばす
3. レインボーカラーの野菜や果物を食べて、細胞の若返り
4. 食物繊維とオリゴ糖で「マイ腸内細菌」にエサをあげよう
5. 「ボーンブロス」「なんでも酢野菜」で腸内フローラに大変革を

腸内細菌博士が教える
免疫力を上げる食事術

著者　藤田紘一郎

２０２０年12月５日　初版発行

藤田紘一郎（ふじた・こういちろう）
１９３９年、旧満州生まれ。東京医科歯科大学卒業。東京大学医学系大学院修了、医学博士。テキサス大学留学後、金沢医科大学教授、長崎大学教授、東京医科歯科大学教授を経て、現在、東京医科歯科大学名誉教授。専門は寄生虫学、熱帯医学、感染免疫学。１９８３年、寄生虫体内のアレルゲン発見で小泉賞を受賞。２０００年、ヒトＡＴＬウイルス伝染経路などの研究で日本文化振興会・社会文化功労賞、国際文化栄誉賞を受賞。主な著書に『アレルギーの９割は腸で治る！』（だいわ文庫）、『腸をダメにする習慣、鍛える 習慣』『毛細血管は「腸活」で強くなる』『アレルギーと腸内細菌』『免疫力　正しく知って、正しく整える』（いずれもワニブックス【ＰＬＵＳ】新書）など。

発行者　佐藤俊彦
発行所　株式会社ワニ・プラス
〒１５０－８４８２
東京都渋谷区恵比寿４－４－９　えびす大黒ビル７Ｆ
電話　03－５４４９－２１７１（編集）
発売元　株式会社ワニブックス
〒１５０－８４８２
東京都渋谷区恵比寿４－４－９　えびす大黒ビル
電話　03－５４４９－２７１１（代表）
装丁　橘田浩志（アティック）
柏原宗績
ＤＴＰ　株式会社ビュロー平林
編集協力　高田幸絵
印刷・製本所　大日本印刷株式会社

ISBN 978-4-8470-6174-5
ワニブックスＨＰ　https://www.wani.co.jp